U0273829

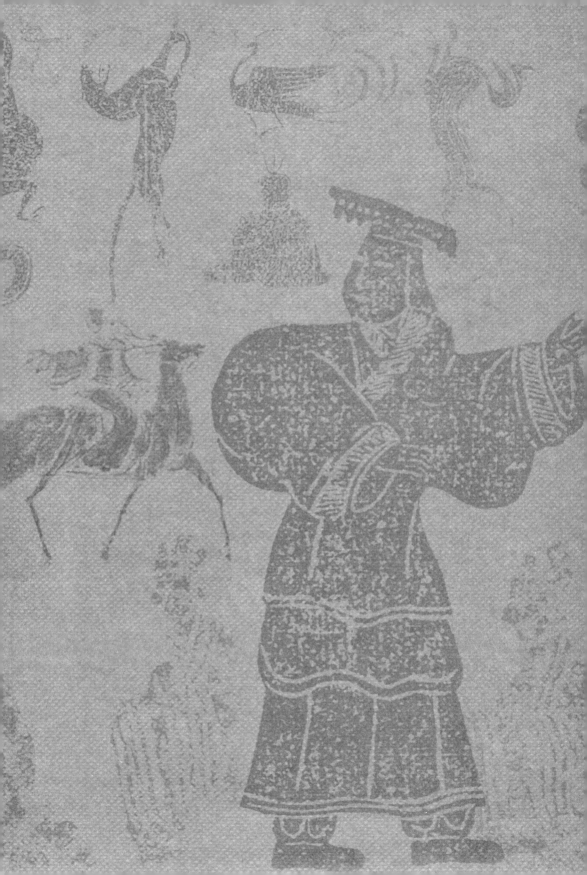

中国古医籍整理丛书

伤寒正医录

清·邵成平　撰

邸若虹　校注

中国中医药出版社

·北　京·

图书在版编目（CIP）数据

伤寒正医录／（清）邵成平撰；邸若虹校注 . —北京：中国中医药出版社，2015.12

（中国古医籍整理丛书）

ISBN 978 - 7 - 5132 - 3032 - 2

Ⅰ.①伤… Ⅱ.①邵… ②邸… Ⅲ.①《伤寒论》—研究

Ⅳ.①R222.29

中国版本图书馆 CIP 数据核字（2015）第 310284 号

中 国 中 医 药 出 版 社 出 版

北京市朝阳区北三环东路 28 号易亨大厦 16 层

邮政编码 100013

传真 010 64405750

保定市中画美凯印刷有限公司印刷

各地新华书店经销

*

开本 710 × 1000 1/16 印张 18.25 字数 133 千字

2015 年 12 月第 1 版 2015 年 12 月第 1 次印刷

书 号 ISBN 978 - 7 - 5132 - 3032 - 2

*

定价 55.00 元

网址 www.cptcm.com

国家中医药管理局
中医药古籍保护与利用能力建设项目
组织工作委员会

主 任 委 员 王国强

副 主 任 委 员 王志勇　李大宁

执 行 主 任 委 员 曹洪欣　苏钢强　王国辰　欧阳兵

执行副主任委员 李　昱　武　东　李秀明　张成博

委　　　　员

各省市项目组分管领导和主要专家

    （山东省）武继彪　欧阳兵　张成博　贾青顺

    （江苏省）吴勉华　周仲瑛　段金廙　胡　烈

    （上海市）张怀琼　季　光　严世芸　段逸山

    （福建省）阮诗玮　陈立典　李灿东　纪立金

    （浙江省）徐伟伟　范永升　柴可群　盛增秀

    （陕西省）黄立勋　呼　燕　魏少阳　苏荣彪

    （河南省）夏祖昌　刘文第　韩新峰　许敬生

    （辽宁省）杨关林　康廷国　石　岩　李德新

    （四川省）杨殿兴　梁繁荣　余曙光　张　毅

各项目组负责人

    王振国（山东省）　　王旭东（江苏省）　　张如青（上海市）

    李灿东（福建省）　　陈勇毅（浙江省）　　焦振廉（陕西省）

    蔡永敏（河南省）　　鞠宝兆（辽宁省）　　和中浚（四川省）

前 言

中医药古籍是传承中华优秀文化的重要载体，也是中医学传承数千年的知识宝库，凝聚着中华民族特有的精神价值、思维方法、生命理论和医疗经验，不仅对于传承中医学术具有重要的历史价值，更是现代中医药科技创新和学术进步的源头和根基。保护和利用好中医药古籍，是弘扬中国优秀传统文化、传承中医学术的必由之路，事关中医药事业发展全局。

1949 年以来，在政府的大力支持和推动下，开展了系统的中医药古籍整理研究。1958 年，国务院科学规划委员会古籍整理出版规划小组在北京成立，负责指导全国的古籍整理出版工作。1982 年，国务院古籍整理出版规划小组召开全国古籍整理出版规划会议，制定了《古籍整理出版规划（1982—1990）》，卫生部先后下达了两批 200 余种中医古籍整理任务，掀起了中医古籍整理研究的新高潮，对中医文化与学术的弘扬、传承和发展，发挥了极其重要的作用，产生了不可估量的深远影响。

2007 年《国务院办公厅关于进一步加强古籍保护工作的意见》明确提出进一步加强古籍整理、出版和研究利用，以及

"保护为主、抢救第一、合理利用、加强管理"的方针。2009年《国务院关于扶持和促进中医药事业发展的若干意见》指出，要"开展中医药古籍普查登记，建立综合信息数据库和珍贵古籍名录，加强整理、出版、研究和利用"。《中医药创新发展规划纲要（2006—2020）》强调继承与创新并重，推动中医药传承与创新发展。

2003～2010年，国家财政多次立项支持中国中医科学院开展针对性中医药古籍抢救保护工作，在中国中医科学院图书馆设立全国唯一的行业古籍保护中心，影印抢救濒危珍本、孤本中医古籍1640余种；整理发布《中国中医古籍总目》；遴选351种孤本收入《中医古籍孤本大全》影印出版；开展了海外中医古籍目录调研和孤本回归工作，收集了11个国家和2个地区137个图书馆的240余种书目，基本摸清流失海外的中医古籍现状，确定国内失传的中医药古籍共有220种，复制出版海外所藏中医药古籍133种。2010年，国家财政部、国家中医药管理局设立"中医药古籍保护与利用能力建设项目"，资助整理400余种中医药古籍，并着眼于加强中医药古籍保护和研究机构建设，培养中医古籍整理研究的后备人才，全面提高中医药古籍保护与利用能力。

在此，国家中医药管理局成立了中医药古籍保护和利用专家组和项目办公室，专家组负责项目指导、咨询、质量把关，项目办公室负责实施过程的统筹协调。专家组成员对古籍整理研究具有丰富的经验，有的专家从事古籍整理研究长达70余年，深知中医药古籍整理研究的重要性、艰巨性与复杂性，履行职责认真务实。专家组从书目确定、版本选择、点校、注释等各方面，为项目实施提供了强有力的专业指导。老一辈专家的学术水平和智慧，是项目成功的重要保证。项目承担单位山东中医药大学、南京中医药大学、上海中医药大学、福建中医药大学、浙江省中医药研究院、陕西省中医药研究院、河南省中医药研究院、辽宁中医药大学、成都中医药大学及所在省市中医药管理部门精心组织，充分发挥区域间互补协作的优势，并得到承担项目出版工作的中国中医药出版社大力配合，全面推进中医药古籍保护与利用网络体系的构建和人才队伍建设，使一批有志于中医学术传承与古籍整理工作的人才凝聚在一起，研究队伍日益壮大，研究水平不断提高。

本着"抢救、保护、发掘、利用"的理念，该项目重点选择近60年未曾出版的重要古医籍，综合考虑所选古籍的保护价值、学术价值和实用价值。400余种中医药古籍涵盖了医经、基础理论、诊法、伤寒金匮、温病、本草、方书、内科、外科、女科、儿科、伤科、眼科、咽喉口齿、针灸推拿、养生、医案医话医论、医史、临证综合等门类，跨越唐、宋、金元、明以迄清末。全部古籍均按照项目办公室组织完成的行业标准《中医古籍整理规范》及《中医药古籍整理细则》进行整理校注，绝大多数中医药古籍是第一次校注出版，一批孤本、稿本、抄本更是首次整理面世。对一些重要学术问题的研究成果，则集中收录于各书的"校注说明"或"校注后记"中。

"既出书又出人"是本项目追求的目标。近年来，中医药古籍整理工作形势严峻，老一辈逐渐退出，新一代普遍存在整理研究古籍的经验不足、专业思想不坚定等问题，使中医古籍整理面临人才流失严重、青黄不接的局面。通过本项目实施，搭建平台，完善机制，培养队伍，提升能力，经过近5年的建设，锻炼了一批优秀人才，老中青三代齐聚一堂，有效地稳定了研究队伍，为中医药古籍整理工作的开展和中医文化与学术的传承提供必备的知识和人才储备。

本项目的实施与《中国古医籍整理丛书》的出版，对于加强中医药古籍文献研究队伍建设、建立古籍研究平台，提高古籍整理水平均具有积极的推动作用，对弘扬我国优秀传统文化，推进中医药继承创新，进一步发挥中医药服务民众的养生保健与防病治病作用将产生深远影响。

第九届、第十届全国人大常委会副委员长许嘉璐先生，国家卫生计生委副主任、国家中医药管理局局长、中华中医药学会会长王国强先生，我国著名医史文献专家、中国中医科学院马继兴先生在百忙之中为丛书作序，我们深表敬意和感谢。

由于参与校注整理工作的人员较多，水平不一，诸多方面尚未臻完善，希望专家、读者不吝赐教。

国家中医药管理局中医药古籍保护与利用能力建设项目办公室
二〇一四年十二月

许 序

"中医"之名立，迄今不逾百年，所以冠以"中"字者，以别于"洋"与"西"也。慎思之，明辨之，斯名之出，无奈耳，或亦时人不甘泯没而特标其犹在之举也。

前此，祖传医术（今世方称为"学"）绵延数千载，救民无数；华夏屡遭时疫，皆仰之以度困厄。中华民族之未如印第安遭染殖民者所携疾病而族灭者，中医之功也。

医兴则国兴，国强则医强。百年运衰，岂但国土肢解，五千年文明亦不得全，非遭泯灭，即蒙冤扭曲。西方医学以其捷便速效，始则为传教之利器，继则以"科学"之冕畅行于中华。中医虽为内外所夹击，斥之为蒙昧，为伪医，然四亿同胞衣食不保，得获西医之益者甚寡，中医犹为人民之所赖。虽然，中国医学日益陵替，乃不可免，势使之然也。呜呼！覆巢之下安有完卵？

嗣后，国家新生，中医旋即得以重振，与西医并举，探寻结合之路。今也，中华诸多文化，自民俗、礼仪、工艺、戏曲、历史、文学，以至伦理、信仰，皆渐复起，中国医学之兴乃属必然。

迄今中医犹为国家医疗系统之辅，城市尤甚。何哉？盖一则西医赖声、光、电技术而于20世纪发展极速，中医则难见其进。二则国人惊羡西医之"立竿见影"，遂以为其事事胜于中医。然西医已自觉将入绝境：其若干医法正负效应相若，甚或负远逾于正；研究医理者，渐知人乃一整体，心、身非如中世纪所认定为二对立物，且人体亦非宇宙之中心，仅为其一小单位，与宇宙万象万物息息相关。认识至此，其已向中国医学之理念"靠拢"矣，虽彼未必知中国医学何如也。唯其不知中国医理何如，纯由其实践而有所悟，益以证中国之认识人体不为伪，亦不为玄虚。然国人知此趋向者，几人？

国医欲再现宋明清高峰，成国中主流医学，则一须继承，一须创新。继承则必深研原典，激清汰浊，复吸纳西医及我藏、蒙、维、回、苗、彝诸民族医术之精华；创新之道，在于今之科技，既用其器，亦参照其道，反思己之医理，审问之，笃行之，深化之，普及之，于普及中认知人体及环境古今之异，以建成当代国医理论。欲达于斯境，或需百年欤？予恐西医既已醒悟，若加力吸收中医精粹，促中医西医深度结合，形成21世纪之新医学，届时"制高点"将在何方？国人于此转折之机，能不忧虑而奋力乎？

予所谓深研之原典，非指一二习见之书、千古权威之作；就医界整体言之，所传所承自应为医籍之全部。盖后世名医所著，乃其秉诸前人所述，总结终生行医用药经验所得，自当已成今世、后世之要籍。

盛世修典，信然。盖典籍得修，方可言传言承。虽前此50余载已启医籍整理、出版之役，惜旋即中辍。阅20载再兴整理、出版之潮，世所罕见之要籍千余部陆续问世，洋洋大观。

今复有"中医药古籍保护与利用能力建设"之工程，集九省市专家，历经五载，董理出版自唐迄清医籍，都400余种，凡中医之基础医理、伤寒、温病及各科诊治、医案医话、推拿本草，俱涵盖之。

噫！璐既知此，能不胜其悦乎？汇集刻印医籍，自古有之，然孰与今世之盛且精也！自今而后，中国医家及患者，得览斯典，当于前人益敬而畏之矣。中华民族之屡经灾难而益蕃，乃至未来之永续，端赖之也，自今以往岂可不后出转精乎？典籍既蜂出矣，余则有望于来者。

谨序。

第九届、十届全国人大常委会副委员长

许嘉璐

二〇一四年冬

王 序

中医学是中华民族在长期生产生活实践中，在与疾病作斗争中逐步形成并不断丰富发展的医学科学，是中国古代科学的瑰宝，为中华民族的繁衍昌盛作出了巨大贡献，对世界文明进步产生了积极影响。时至今日，中医学作为我国医学的特色和重要医药卫生资源，与西医学相互补充、相互促进、协调发展，共同担负着维护和促进人民健康的任务，已成为我国医药卫生事业的重要特征和显著优势。

中医药古籍在存世的中华古籍中占有相当重要的比重，不仅是中医学术传承数千年最为重要的知识载体，也是中医为中华民族繁衍昌盛发挥重要作用的历史见证。中医药典籍不仅承载着中医的学术经验，而且蕴含着中华民族优秀的思想文化，凝聚着中华民族的聪明智慧，是祖先留给我们的宝贵物质财富和精神财富。加强对中医药古籍的保护与利用，既是中医学发展的需要，也是传承中华文化的迫切要求，更是历史赋予我们的责任。

2010 年，国家中医药管理局启动了中医药古籍保护与利用能力建设项目。这既是传承中医药的重要工程，也是弘扬优秀民族文化的重要举措，不仅能够全面推进中医药的有效继承和创新发展，为维护人民健康做出贡献，也能够彰显中华民族的璀璨文化，为实现中华民族伟大复兴的中国梦作出贡献。

相信这项工作一定能造福当今，嘉惠后世，福泽绵长。

国家卫生与计划生育委员会副主任

国家中医药管理局局长

中华中医药学会会长

王国强

二〇一四年十二月

马 序

新中国成立以来，党和国家高度重视中医药事业发展，重视古籍的保护、整理和研究工作。自 1958 年始，国务院先后成立了三届古籍整理出版规划小组，分别由齐燕铭、李一氓、匡亚明担任组长，主持制订了《整理和出版古籍十年规划（1962—1972）》《古籍整理出版规划（1982—1990）》《中国古籍整理出版十年规划和"八五"计划（1991—2000）》等，而第三次规划中医药古籍整理即纳入其中。1982 年 9 月，卫生部下发《1982—1990 年中医古籍整理出版规划》，1983 年 1 月，中医古籍整理出版办公室正式成立，保证了中医古籍整理出版规划的实施。2002 年 2 月，《国家古籍整理出版"十五"（2001—2005）重点规划》经新闻出版署和全国古籍整理出版规划领导小组批准，颁布实施。其后，又陆续制定了国家古籍整理出版"十一五"和"十二五"重点规划。国家财政多次立项支持中国中医科学院开展针对性中医药古籍抢救保护工作，文化部在中国中医科学院图书馆专门设立全国唯一的行业古籍保护中心，国家先后投入中医药古籍保护专项经费超过 3000 万元，影印抢救濒危珍、善、孤本中医古籍 1640 余种，开展了海外中医古籍目录调研和孤本回归工作。2010 年，国家财政部、国家中医药管理局安排国家公共卫生专项资金，设立了"中医药古籍保护与利用能力建设项目"，这是继 1982～1986 年第一批、第二批重要中医药古籍整理之后的又一次大规模古籍整理工程，重点整理新中国成立后未曾出版的重要古籍，目标是形成并普及规范的通行本、传世本。

为保证项目的顺利实施，项目组特别成立了专家组，承担咨询和技术指导，以及古籍出版之前的审定工作。专家组中的许多成员虽逾古稀之年，但老骥伏枥，孜孜不倦，不仅对项目进行宏观指导和质量把关，更重要的是通过古籍整理，以老带新，言传身教，培养一批中医药古籍整理研究的后备人才，促进了中医药古籍保护和研究机构建设，全面提升了我国中医药古籍保护与利用能力。

作为项目组顾问之一，我深感中医药古籍保护、抢救与整理工作的重要性和紧迫性，也深知传承中医药古籍整理经验任重而道远。令人欣慰的是，在项目实施过程中，我看到了老中青三代的紧密衔接，看到了大家的坚持和努力，看到了年轻一代的成长。相信中医药古籍整理工作的将来会越来越好，中医药学的发展会越来越好。

欣喜之余，以是为序。

中国中医科学院研究员

马继兴

二〇一四年十二月

校注说明

　　《伤寒正医录》系清代邵成平撰。邵成平，字庸济，华亭（今上海市松江）人。据推算出生于康熙十二年（1673）。该书成书于乾隆九年（1744）。现国内仅存乾隆九年三当轩刻本。邵氏精于仲景之学，认为《伤寒论》非独疗外感病证，亦为疗诸科之本，但因其年代久远，词句古奥，义理深邃，其法百变，每令后学不得要领。他对于当时一些医家不读经典、竞趋捷径的做法予以针砭，认为仅取时方，发表恣用荆、防、羌、葛，消食恣用麦、曲、楂、蔻，贻害无穷。有鉴于此，邵氏"熟玩经文，而印以各家传注，或全录，或摘要"，使"晦者显之，拖沓者节之，零散者连属条畅之，或窃附管见，务期洞筋濯髓，而必求其是"。

　　全书共十卷。卷一详述脉象及常见证候的辨证要点；卷二至卷四分别论述太阳病、阳明病和少阳病；卷五为合病、并病、两感、结胸、脏结、痞；卷六至卷八分别为太阴病、少阴病和厥阴病；卷九为劳复、食复、阴阳易、痉病、湿病、暍病、暑病、霍乱、疟、痢；卷十为春温、夏热、发斑、疫、火劫、狐惑。

　　本书内容丰富，不仅对《伤寒论》原文加以串讲，融会贯通，而且多加阐发，见解独特。例如，在《脉总》篇论及寸口脉各部所候脏腑，认为左寸为心部，候心与心包络；右寸为肺部，候肺与膻中；左关为肝部，候肝胆；右关为脾部，候脾胃；左尺为肾部，候肾、膀胱及大肠；右尺为三焦部，候肾、三焦、命门及小肠。邵氏对大、小肠在寸口脉对应部位与《脉经》所载左寸心、小肠，右寸肺、大肠之说不尽相同。又如，关于"阴毒"的概念，认为仲景所谓"阴毒"并非阴寒证，乃感天地恶毒之气，而入于阴经，所见症状为面目青，身痛如被杖，咽喉痛，治疗用药不过升麻、甘草、当归、鳖甲等，而非大温大热之药，后世有以附子散、正阳散等辛温之剂治疗阴毒之证，显然是误解了仲景之意。

总之，本书对《伤寒论》原文进行了较为系统的梳理，条理清晰，临床实用性强，对学习《伤寒论》具有较大的参考价值。

本次点校以乾隆九年（1744）三当轩刻本为底本，以尽量保存原貌为原则，凡对底本改动或存疑之处必加以注释说明。书中《伤寒论》原文部分，以明·赵开美摹宋刻本（简称《伤寒论》）为参照，与《伤寒论》原文有出入，无碍于原意者，不予改动，不出校记。同时参考《黄帝内经素问》《灵枢经》等医籍。

1. 原书目录位于每卷卷首，且与正文标题多有不合之处，今据原书内容重新编排，置于正文之前，以便检读。

2. 原书每卷前均有参订者姓名："受业：唐康柄（若溪）、王熹（两恭）、张梦科（钦和）。婿：张五凤（飞彩）。男：在均（国维）。"今一并删去。

3. 原书为繁体竖排，现改为简体横排。凡表示文字方位的"左""右"一律直接改成"下""上"。

4. 原书中异体字、俗写字、古字，以及某些明显的误写，统一径改为通用规范字，不出校记。如"连乔"改为"连翘"，"蚏"改为"衄"等。

5. 原书中引录他书文献，有删节或缩写，但不失原义者，均不予改动，以保持底本原貌。有关引文出处的注释，凡引文文字与原文献文字完全相同者，用"语见"表示；引文文字与原文献文字大部分相同，但稍有出处者，用"语出"表示；引文文字与原文献文字有较大出入，但所述意义相同者，用"语本"表示。

序

极至之谓圣，蔑①以加之谓圣。孔子集尧、舜、禹、汤、文、武、周公之大成，儒而圣者也。汉张仲景承伊耆②、轩岐之《本草》《素》《难》著方立论，医也，而人亦圣之。盖以天行之五运六气合之人身之三阴三阳，剖别其脏腑、标本、寒热、虚实之传变，如析秋毫而指诸掌，贯通其说。岂惟伤寒，一切内外科、儿科、女科，俱可灼其何经、何病，宜何药，而一无舛错。斯诚亿万人、亿万世之司命。病舍是无以活，医舍是无以方也。顾其词奥，其法百变，读者每口吃而目眩。无知若陶若吴，既妄作更张，而习之者简之益简，则三百八十一证几几③但有一二证，而抹却一百一十三方，医如是之苟且而便易耶！二千年来，幸名贤辈出。自王叔和而后，若朱奉议、韩祗和、张洁古父子，易水④、金华⑤师弟数十家，著说充栋。成无己随条顺释，又作《明理论》，最为详悉。其中或同或异，纷陈错见，要皆参互，可资考订。东垣专主补阳，丹溪专主滋阴，执之则偏。惟病所在，而动中窾会⑥，缺一不可。学者网罗旧闻，自具只眼，则略其短而入取其长，如扫秋叶，如摘春花，

---

① 蔑：蔑，无。

② 伊耆：即指神农。

③ 几几：几乎，几许。

④ 易水：指张元素。金代医家，字洁古，著有《医学启源》等。

⑤ 金华：指朱丹溪。元代医家，名震亨，字彦修，著有《丹溪心法》等。

⑥ 窾（kuǎn 款）会：关键。

不似诗古文词，欲语羞雷同也。近时，王金坛之《准绳》，方中行之《条辨》，喻嘉言之《尚论》，与赵养葵、张景岳诸君子，皆痛诋陶、吴之声聩，昌明其说，厥功甚伟。然习其书者，十不得一，百不得一，间遇好古明理之名宿，仅存一线，每耸①其广度金针②，则曰：今人竞趋捷径，抄撮小方歌诀数章，朝强记暮乘轩③矣，谁肯向字画不清、句读不断之汉文攒眉④，作旷日持久计者？噫！信如此言，则《伤寒》一书将日湮一日，而澌灭无传。如医事何？如斯人之命何？予是以悉发箧笥⑤，熟玩经文，而印以各家传注，或全录，或摘要，晦者显之，拖沓者节之，零散者连属条畅之，或窃附管见，务期洞筋濯⑥髓，而必求其是。孙思邈曰：不知《大易》不足以言医。程子曰：五经如药方，《春秋》如治病用药。仲景举孝廉而守⑦名郡，儒而医者也。若陆忠宣、范文正、苏学士、沈太史诸公，孰非儒，孰非精于医者乎？自周迄宋数千百年，濂洛关闽⑧接踵而发明⑨孔子之道，考亭⑩夫子集注四书五经，如日月经天，光照千古。

---

① 耸：通"怂"，怂恿。《国语·楚语》："为之耸善而抑恶焉。"
② 广度金针：即金针度人。比喻将高明的技艺、秘诀授与他人。
③ 乘轩：原意指乘坐大夫的车子。比喻医生出诊。
④ 攒眉：皱眉。指思索，思考，费尽心思。
⑤ 箧笥（qièsì 怯四）：藏物的竹器。此处指书箱。
⑥ 濯（zhuó 卓）：洗。
⑦ 守：指做太守。
⑧ 濂洛关闽：宋代理学的四个学派。"濂"指濂溪周敦颐，"洛"指洛阳程颢、程颐，"关"指关中张载，"闽"指讲学于福建的朱熹。
⑨ 发明：阐述，阐发。
⑩ 考亭：地名，在今福建建阳西南，因朱熹晚年居此，故后以"考亭"称朱熹。

予于圣门一无表章，而沾沾①补缀岐黄家言，急病行志②，亦庶
几长沙之紫阳③云尔。

乾隆甲子孟夏七十二翁邵成平庸济甫书于三当轩

---

　　①　沾沾：执着于。
　　②　急病行志：急病人所急，为别人做好事。
　　③　紫阳：指紫阳楼，又名紫阳书堂、紫阳书室，朱熹在此定居 50 年。
这里作者把自己比作朱熹，对经典进行阐发。

例 言

　　三阳三阴六篇，太阳分桂枝、麻黄、青龙三大纲，从其类而稍稍挨序，便简阅①也。三阴无合并病，故次于三阳。结胸由阳证误下，又次之，而痞附焉。两感则界于阴阳之交也。三阴后为诸复，阴阳易随之。《金匮》痉、湿、暍三症，与伤寒相似，依《要略》而列其后。暍即暑也，暑症尚多，霍乱、疟、痢皆是，故联篇而及。春温与发斑、疫皆补所未备。火劫篇南方甚少，狐惑亦稀有之证，殿②之。

　　学医定须先识六经。张景岳云：一问寒热二问汗，三问头身四问便，五问饮食六问病，七满八渴须当辨，九因脉色察阴阳，十从气味章神见。③如头项、额角、口鼻喉舌、胸背、腹胁、手足，确有分经部位，寒热、汗吐、满痛、二便泄闭数十种合之，浮沉迟数、有力无力之脉，极详而又极明晰，此仲景书为百川之星宿海④也。奈何三阳三阴名且不知，一见寒热，但浑言伤寒与类伤寒，叩其是何经络，满口嗫嚅⑤，则桂枝、麻黄、陷胸、承气、四逆、理中之类从未梦见，而太阴之羌与阳明之葛、少阳之柴纷投无忌，所闻所见非十居七八乎？予故辑《伤寒论》，以为换骨金丹，如举业之必宗成、弘、正、

---

① 简阅：翻检查阅。
② 殿：在最后。
③ 一问寒热……十从气味章神见：语见《景岳全书·传忠录上·十问篇》。
④ 星宿海：青海省地名，古人以此为黄河的发源地。这里比喻源头。
⑤ 嗫嚅（nièrú 聂如）：说话吞吞吐吐的样子。

嘉①也。

论中最慎者，汗下二法。发热恶寒矣，而有汗立桂枝，又以芍药监之，更有五苓、白虎以两解，四逆、理中以温解，总是顾惜津液，不肯发汗之意。痞、满、燥、实、坚，五者备而用大承气，否则小承气、调胃承气，大柴胡副之。更有温经养阴诸方，总是不戕贼胃气之意。今之发表恣用荆、防、羌、葛，消食恣用麦、曲、楂、蔻。盖其胸中止此数味之药，此数味又人所习见，不知不觉而夭其年，却不怨及，计莫狡于此矣。

俗尚临证多者，谓之小心稳当。夫闭门造车，出门合辙。古人无证不详，无方不备，平时读书烂熟，然后与病情印证，则与书合者，必一见了然，不合者，参互他条，必求甚解。其见日广，其道日进，所贵于老医者以此。若从不知古书、古方，但凑成满江兜②之法，佐使多而分量轻，以冀幸一遇，则生不知何以生，死不悔所以死。吾见其忙忙终日，愦愦终身，若从前之某与某某，孰非是临证多者。

仁安严先生曰：凡医他人治过伤寒，须究前症曾何服药。盖药不误而犹不愈，必病深药浅，当仍循旧辙。果有不合，则力为补救，此方是利济非攘夺也。若未试刀圭，先用戈矛，徒使病家疑惧、怨恨，而究不收效，则又以惜看迟为解，庸庸者谁不尔？

医自唐时列于方技，后人遂为谋生小道，不知斡旋造化，调护群黎，功莫大焉！向或卷帙太繁，难于记诵，兹集简而明快。业斯术者甚多英少，倘肯潜心力学，不期月而可括目相待。

① 成、弘、正、嘉：指明代成化、弘治、正德、嘉靖四个年号。
② 满江兜：指不加分类，胡乱汇总。

此诚予之厚望也！否则，我党之明窗净几，置一编以消闲遣兴，倘遇微恙，按籍证明，不为人误，岂不可以卫生，并可醒世？贾子①云：古人不居朝廷，必居医卜之间。盖为人臣、为人子，皆不可不知医也。

长沙一百一十三方，诚一无可遗。太阳篇后附后贤表散数方，见舍此别无可录也。至杂证施治，歧说百出，大抵《万病回春》之活套②，有所当然而无所以然者。予每症辨其外因、内因，分寒热虚实，各选一二方，余从简省，恐多则不能记，不能择，徒望洋叹耳。

有诘予者曰：子素不习医，又无师授，何忽以此书问世？予应之曰：天地间万事万物，一理而已矣。轩农以来，著书数十百家，金同③之说，诚一定不移，其互异者，据理折中，必有一是一非，或可并存以备用，则皆吾之师也。暮齿余闲，不避寒暑，而奋笔纂成，颜之曰《正医录》。凡读书明理者，必能教我所未逮，就有道而正也。没字碑④拘守歌诀，则征之为言⑤正也。

---

① 贾子：即贾谊，西汉初年政治家、文学家。

② 活套：生活中的俗语常谈。

③ 金同：一致赞同。

④ 没字碑：比喻虚有仪表而不通文墨的人。

⑤ 之为言：也叫"之言"。声训术语之一。训释词与被训释词有音同、音近的关系，目的是说明被释词的语源。

目 录

卷　一

李东垣内伤外感辨

伤于饮食、劳役、七情、六欲为内伤，伤于风、寒、暑、湿为外感。内伤发热，时热时止；外感发热，热甚不休。内伤恶寒，得暖便解；外感，虽厚衣烈火不除。内伤恶风，不恶甚风，反畏隙风；外感恶风，见风便恶。内伤头痛，乍痛乍止；外感头痛，连痛无休，待表邪传里方罢。内伤有湿，或不作渴，或心火乘肺，亦作燥渴；外感须二三日外，表热传里，口方作渴。内伤则热伤气，四肢沉困无力，倦怠嗜卧；外感则风伤筋，寒伤骨，一身筋骨疼痛。内伤则短气不足以息；外感则喘壅，气盛有余。内伤则手心热，手背不热；外感则手背热，手心不热。地气通于脾，口者，脾之外候。内伤则懒言恶食，口不知味，小便黄赤，大便或秘或溏。天气通于肺，鼻者，肺之外候。外感伤寒则鼻塞，伤风则流涕，然能饮食，腹中和，二便如常。内伤则元气不足，故出言懒惰，先重而后轻；外感则邪气有余，故发言壮厉，先轻而后重。右气口脉主里，内伤则气口大于人迎；左人迎脉主表，外感则人迎大于气口。内伤属不足，宜温补，宜和；外感属有余，宜汗，宜吐，宜下。金坛王先生又云：若内外兼病者，内伤重而外感轻，宜以补养为先，外感重而内伤轻，宜发散和解为急。前贤谆谆详辨，无非欲后人细心体认。奈何性命所关，视同儿戏，一见发热之症，不问阴阳虚实、内因外因，必以发表为开场引子。庸工衣钵，牢不可破。余故以此条开卷，愿学者熟读深思，为入德①之门焉。

脉　总

三部九候

帝曰：何以知病之所在？岐伯曰：察九候，独小者病，独大者病，独疾者病，独迟者病，独热者病，独寒者病，独陷下者病。

寸关尺三部，寸为阳，为上部，主头项至心胸之分也。关为阴阳交界，为中部，主胁肋腹背之分也。尺为阴，为下部，主腰足胫股之分也。三部各有浮、中、沉三候。如浮主皮毛，以候表及腑。中主肌肉，以候胃气。沉主筋骨，以候里及脏。此谓三部九候。

左寸，心部也，候心与心包络，得南方君火之气，脾土受生，肺金受制。

右寸，肺部也，候肺与膻中，得西方燥金之气，肾水受生，肝木受制。王叔和分左寸心小肠、右寸肺大肠之说。非是。盖大小肠，宜在尺部候之，第谓表里相通可耳。

左关，肝部也，候肝胆。得东方风木之气，心火受生，脾土受制。

右关，脾部也，候脾胃。得中央湿土之气，肺金受生，肾水受制。

左尺，肾部也，候肾与膀胱大肠。得北方寒水之气，肝木受生，心火受制。

右尺，三焦部也，候肾与三焦命门小肠。得北方天一相火

① 入德：进入圣人品德修养的境域。

之气，脾土受生，肺金受制。上部有脉，下部无脉，其人当吐，不吐者死；上部无脉，下部有脉，虽困无害，以尺乃人之根本也。

浮脉，为阳，为在表。然有真正外感者，或寒邪外束，脉反不浮，但紧数而略浮者，便是表邪。其证发热无汗，或身有酸痛是也。故浮紧为伤寒，浮大为伤风，浮滑为宿食、为痰，浮缓为湿滞，浮芤为失血，浮数为风热，浮洪为狂躁。大抵浮而有力、有神者为阳有余，阳有余则火随之，为痰壅，或气逆是也。浮而无力空豁者为阴不足，阴不足则血不营心，精不化气，必水亏而中气不足。若以其浮而认为表症，则大误矣。其有浮大弦硬之极，至四倍以上者，《内经》为之关格，乃真阴虚极，而阳亢无根，大凶之兆也。

沉脉，轻手不见，重取乃得，凡细小阴伏者皆是。沉为阳郁之候，故沉细为少气，为寒饮，为胃中冷，为腰脚痛，为疝癖，为痼冷，为精寒。沉滑为宿食，为伏痰。沉伏为霍乱，为胸腹痛。沉数为内热。沉弦、沉紧为心腹、小肠疼痛。然必察其有力无力，以辨虚实。沉而实者，多滞多气，故曰下手脉沉，便知是气。气停积滞者，宜消宜攻。沉而虚者，因阳不达，气不舒。阳虚气陷者，宜补宜温。其有寒邪外感，阳为阴蔽，脉见沉而紧数，及头痛身热等证，此为表邪，不可以沉为里。

迟脉，不及四至，与代、缓、结、涩相类，乃阴盛阳亏之象，为寒又为虚。浮而迟者，表气虚。沉而迟者，内气虚。迟在上，则气不化精。迟在下，则精不化气。气寒则凝，血寒则滞。若迟兼滑大者，多风痰顽痹之候；迟兼细小者，必真阳亏弱使然，或阴寒留蓄于中，则为泻、为痛。元气不营于表，则寒栗拘挛。大抵迟脉，忌妄施攻伐。

数脉，五至六至，凡急、疾、紧、促者皆是。《难经》曰：数则为热，迟则为寒。后人遂误传为热。《内经》则曰：诸急者为寒，缓者为热。故张景岳辨之甚详，谓寒邪初感，脉必暴见紧数，此时尚未传经，热自何来？所以只宜温散。即传经日久，数不滑实而无力者，仍是阴症，不可遽用寒凉。至虚损之证，脉无不数，不论阴虚阳虚。总之，虚数非热数也，虽有烦杂诸症，一用清火，必脾泄而败矣。故洪数者方为热，细数、涩数者则为寒，暴数者为外邪，久数者必虚损。

洪脉，举按皆大而实，为阳有余，此血气燔灼，大热之候。浮洪为表热。沉洪为里热，为胀满，为烦渴，为狂躁，为斑疹，为头痛面热，为咽干喉痛，为口疮肿痛，为大小便不通，为动血，为阳实。阴虚、气虚之症，若洪大之极，至四倍以上者，即阴阳关格之脉，不可治。

微脉，属阴，纤细无神，与细、小、虚、濡相类，乃气血俱虚之候。为少气，为中寒，为恐惧，为怯弱，为畏寒，为胀满，为呕哕，为虚汗，为泄泻，为食不化，为腰腹疼，为伤精失血，为眩晕厥逆。虽气血两虚，而元阳尤甚，最是阴寒之证。

滑脉，往来流利，凡洪、大、紧、实皆其类也，乃气实血壅之候。为痰，为食，为呕吐，为满闷。滑大、滑数为内热，上为心、肺、头、目、咽喉之热，下为小肠、膀胱、二便之热。平人滑而和，此营卫充润之脉。若过于滑大，则为邪热。妇人滑数而经断为妊。又病虚损者，多见弦滑，此阴虚也。泻痢亦多弦滑，此脾肾受伤也，不可作火治。

涩为阴脉，往来艰涩，动不流利，如雨沾沙，如刀刮竹，与虚、细、微、迟同类。外症惟感湿气者为有余耳。其七情不遂，营卫两伤者，血无以充，气无以畅，必见上焦不舒，下焦不运。在表则筋骨疲劳，在里则精神倦怠。故为少气，为忧烦，为痹痛，为拘挛，为麻木，为无汗，为脾寒少食，为胃寒多呕，为二便违和，为四肢厥冷，男为伤精，女为失血，总属阳虚所致。向谓之气多血少，究竟无阳则阴无以生也。

弦脉，按之不移，硬如弓弦。为阳中伏阴，为气血不和，为气逆，为邪胜，为肝强，为脾弱，为寒热，为痰饮，为宿食，为积聚，为胀满，为虚劳，为疼痛，为拘急，为疟痢，为疝痹，为胸肋痛。盖弦为肝木。弦大而滑者为阳，弦紧兼细者便是阴。因木之滋生在水，培养在土，肾水不能滋润，则木燥而克脾土。一身气血，胃气旺则五脏皆安，肝邪盛则五脏皆病。故脉见和缓者吉，弦强者凶。以土败木贼，无胃气故也。又弦洪相搏，外紧内热者，欲发疮疽。

芤脉，浮大中空，按如葱管。名虽属阳，实则气无所归，阳无所附。故为失血脱血，为阴虚发热，为头晕目眩，为惊悸怔忡，为喘急盗汗。皆阳气无根，大虚之象。

紧脉，急疾有力，坚搏抗指，状如转索。其症阴多阳少，乃阴邪激搏之象。在表，则紧浮数，为伤寒发热，为筋骨疼痛，为头痛项强，为咳嗽鼻塞，为瘴为疟。在里，则紧而沉，为心胁疼痛，为胸腹胀满，为中寒厥逆，为吐逆，为风痫反张，为疝癖，为泻利，为阴疝。女为气逆经滞，小儿为惊风抽搐。

缓脉，和缓不迫，其浮沉得中者，平人无病脉也。若缓而滑大者多实热，《内经》所言者是也；缓而迟细者多虚寒，诸家所言者是也。然实热者必缓大有力，方为烦热，为口臭，为腹满，为肠痛，为二便不利。或伤寒温疟初愈，而余热未尽者是。若虚寒者，必缓而迟细，为阳虚，为畏寒气怯，为眩晕，为疼痛痹弱，为怔忡健忘，为食饮不化，为飧泄，为精寒肾冷，为小便频数。女为经迟血少，或失血。然凡中风、产后，及疮毒外症，得此缓脉者易愈。

结脉，来而忽止，止而忽起。多由血气渐衰，精力不继，所以或断或续。久病者有之，虚劳者有之，或误攻伐者有之。但缓而结者为阳虚，数而结者为阴虚，此可审结之微甚，察阴阳之消长为调治也。至有留滞郁结者，亦间有此脉，然必形体壮实，而举按有力，方可作郁滞论。若病未退而渐见结脉，此为气血衰残，速宜培本为要。更有无病而一生有结脉，此禀赋本异常，无足怪也。

伏脉，如有如无，附骨乃见。此阴阳潜伏，阻隔闭塞之象。或火闭而伏，或寒闭而伏，或气闭而伏。为痛极，为霍乱，为疝瘕，为气逆，为食滞，为忿怒，为厥逆水气，皆暴病暴逆者有之。若积困延绵，细微而渐至隐伏，此残灯欲绝，一用破气导痰之味，必立致危殆。

虚脉，无力也，无神也。与微、濡、迟、涩之属皆为虚类。然诸脉但见指下无力，总是虚脉。《内经》曰：按之不鼓，诸阳皆然。故浮而无力为血虚，沉而无力为气虚，数而无力为阴虚，迟而无力为阳虚，洪大无神者亦阴虚也，细小无神者亦阳虚也。阴虚则金水亏残，龙雷易炽，而五液神魂之病生焉。或盗汗遗精，或惊忡，或失血，或咳喘发热。阳虚则火土受伤，真气日损，而君相化源之病生焉。或昏眩，或胀满，或呕或泻，疼痛。救阴者壮水之主，救阳者益火之源。庶几元气渐复，此不用补，焉用医为？

实脉，举按皆强，鼓动有力。凡弦、洪、紧、滑、长之属皆相类。为三焦壅滞之候。表邪实者，浮大有力，为外感风寒暑湿，或伤寒瘴疟，为发热头痛鼻塞，为肢体酸疼、痈毒等症。

里实者，沉实有力，因饮食七情内伤，为胀满，为闭结，为癥瘕，为瘀血，为痰饮，为腹痛，为喘呕等症。大抵火邪实者必兼洪滑，寒邪实者必兼沉弦。当辨其阴阳气血，且实脉有真假，真者易知，假者易误。故必究其来因，外审形证，方有灼见。

奇经者，无表里配偶之经，其脉不拘于十二经。正经之隆盛则溢于奇经。冲脉起于气街，并阳明之经，夹脐上行，至胃中而散。督脉起于下极之俞，上至风府，入脑上颠，循额至鼻柱，属阳脉之海，而行于身之后。任脉起于中极之下，直上毛际，循腹而行于身之前，为阴脉之承任。阳跷循外踝而上行于身之左右，使机关之跷捷。阴跷由内踝而上行于身之左右，使机关之跷捷。二跷皆起于跟中。带脉起于季胁，回身一周，在人腰间，故应于关。阳维起于诸阳之会，由外踝而上行卫分。阴维起于诸阴之交，由内踝而上行于荣分。奇经八脉不可不察。直上直下，尺寸俱牢，中央坚实，冲脉昭昭①，胸中有寒，逆气里急，疝气攻心，支满溺失。直上直下，尺寸俱浮，中央浮起，督脉可求，腰背强痛，风痫为忧。寸口丸丸②，紧细实长，男疝女瘕，任脉可详。寸左右弹，阳跷可决；尺左右弹，阴跷可别；关左右弹，带脉之诀。尺外斜上至寸，阴维。尺内斜上至寸，阳维。

凡持脉，必须辨别疑似。如浮虽属表，而有阴虚血少，中气亏损者，必浮而无力，则不可概言表也。沉虽属里，而有表邪初感之深者，寒束皮毛，脉不能达，则不可概言里也。数虽为热，而真热者未必数，竟有虚损之症，阴阳俱困者，数必甚，

---

① 昭昭：清楚。
② 丸丸：挺直貌。形容脉象弦紧而长。

则不可概言热也。迟虽为寒，然伤寒初退，余热未除，脉多迟滑，则不可概言寒也。弦强类实，而真阴胃气大亏，与阴阳关格等证，必豁大而弦健，则不可概言实也。微细类虚，而凡痛极气闭，营卫壅滞者，脉必伏，则微细不可概言虚也。诸脉各有疑似，有病脉相符者，有病脉相左者，必须详问其来由，细辨其声色。《难经》以切居四诊之末，诚有深意。

有证实脉虚者，必其证为假实也。如外虽烦热，而脉见微弱，必火虚也；腹虽胀满，而脉亦微弱，必胃虚也。火虚、胃虚，必不可攻伐，此从脉不从证也。有脉实证虚者，必其脉为假实也。如本无烦热，而脉见洪数，非火邪也；本无胀滞，而脉见弦强，非内实也。无热、无胀，必不可泄利，此从症不从脉也。更有从脉从症，视病之轻重为准。如病本轻浅，别无危候者，只就现在治之，无不从证也。若病关脏气，稍见疑难，则必详审虚实，凭脉下药，无不从脉也。但轻者从症，十仅二三；重者从脉，十尝八九。

经曰：脉小以涩，谓之久病。脉浮而滑，谓之新病。故暴病有余者，脉来浮洪数实为顺，忌见阴脉。久病不足者，脉来和缓柔软为顺，忌见阳脉。若元气虚败，脉微欲绝者，进回阳救本药，脉徐徐复者为佳，暴出者为假复也，恐周时复脱。各部皆脱，惟胃脉存者，犹可冀其万一。盖胃气者，元气也。元气之来，力和而缓；邪气之至，力强而峻。高阳生曰：阿阿软若春杨柳，此是脾家脉四季。故无论浮沉迟数，虽诸病叠见，但于邪脉中得软滑徐和之象，便是有胃气，病尚可救也。

阳症虽见阳脉，但按之不鼓，而指下无力，则虽浮大，不可便认为阳；阴症虽见阴脉，但按之鼓甚而盛者，不可便认为阴。

脉浮而紧为伤寒。浮而紧者，为表实可汗。浮而缓弱，表虚宜收。沉数或疾滑，里实可下。沉细微迟软，里虚可温。中候而数，为胃实。中候而迟，为胃虚。寸口沉细无力，为阳中伏阴。尺部沉数有力，为阴中伏阳。寸部数大有力，为重阳；尺部沉迟无力，为重阴。寸脉微细为脱阳，尺脉无力为脱阴。寸脉弱者忌吐，尺脉弱者忌下。纯弦之脉曰负，死脉也。

外　证①

察　色

青属肝木，主风，主寒，主小腹痛。凡面青唇青者，阴极也。若舌卷囊缩，尤宜急温之。《内经》曰：青如翠羽者生，青如草兹者死。青而黑，青而红，相生者生。如青白而枯燥者，相克乃死也。脾病见青气，多难治。

赤属心火，主热。伤寒见者，有阳阴之分。如足太阳属水，寒则黑，热则红也。经曰：面色缘缘正赤者，阳气拂郁在表。汗不彻故也，当发其汗。若脉浮数，表热不汗出者，面色红赤而光彩也。经云：阳明病，面合赤色者，不可攻之。谓表邪未解，不可攻里也。若阳明内实，恶热不恶寒，或蒸蒸发热，或日晡潮热，大便闭结，谵语面赤者，此实热在里，可攻之也。如表里俱热，口燥舌干，饮水，脉洪，面赤，里未实者，且未可下，宜人参白虎汤和之也。如少阳病热在半表半里，面红，脉弦者，宜小柴胡和之，不可下也。经言：少阴病，下利清谷，里寒外热，面赤者，四逆加葱白主之。此阴寒内极，逼浮火上行于面，故发赤色，非热也，可误投寒凉之剂乎？又夹阴伤寒，

---

① 外证：原书目录中缺。

虚阳泛上者，亦面赤也，但足冷脉沉者是。又烦躁面赤，足冷脉沉，不能饮水者，此阴极也，宜温之。又久病虚人，午后而两颊颧赤者，此阴火也，不可作伤寒治之。三阳之气，皆会于头额，其从额上至巅顶，络脑后者，太阳也。从额至鼻下于面者，阳明也。从头角下耳中、耳之前后者，少阳也。若大头伤寒，有红气或赤肿者，宜以此分之。经曰：心热则颜先赤，脾热则鼻先赤，肝热则左颊先赤，肺热则右颊先赤，肾热则颐先赤。若赤而青，赤而黄，相生则吉；赤而黑，相克则凶。经言：赤如鸡冠者生，如衃血者死。盖准头、印堂有赤气，枯夭者死，明润者生。若肺病见赤气，则难治。

黄属脾土。如橘子明者，热也。如熏黄而暗者，湿也。黄而白，黄而红，相生者吉。黄而青，相克者凶。《内经》曰：黄如蟹膏者生，黄如枳实者死。若准头、年寿、印堂有黄气明润者，病退有喜兆也，枯燥者死。凡病欲愈，目眦黄也。长夏见黄白，吉；黄青，凶。

白属肺金，主气血虚，肝病见之难治。《内经》曰：白如豕膏者生，如枯骨者死。白而黑，白而黄，相生为吉。白而赤，相克则凶。凡伤寒面白无神者，发汗过多，或脱血所致。

黑属肾水，主寒、主痛。黑而白，黑而青，相生者吉。黑而黄，相克者凶。《内经》曰：黑如乌羽者生，黑如炲者死。黑气自鱼尾相牵入太阴者死，自法令、人中入口者死。耳目口鼻，黑气枯夭者死。心病见黑气在头者，死也。华佗曰：凡病人面目相等者吉，不相等者凶。相等者，面与目俱青、俱红之类也。

察　目

明者吉，暗者凶。或反目上视，瞪目直视，目睛正圆，眼胞陷下者，皆不治也。开目欲见人，阳症。闭目不欲见人，阴症。目中不了了，睛不和，热甚也。目赤痛，阳明热也。目瞑者，将衄血也。白睛黄，将发黄。目睛定者，痰也。病欲愈，目眦黄，准头明，山根亮也。

察　鼻

鼻青者，腹中痛，苦冷者死。微黑者，水气。黄者，小便难。白者，气虚。赤者，肺热。鲜明者，留饮也。鼻孔干燥者，阳明热，甚者衄也。干黑如烟煤，阳毒热深也。冷滑而黑，阴毒冷极也。鼻鼾者，风温。鼻塞者，风热。鼻扇者，鼻风，肺绝难治。

察唇口

唇焦干，为脾热，焦而红者吉，黑者凶。赤肿为热甚。唇口俱青者，冷极也。口苦为胆热，口甜为脾热。口燥咽干为肾热，舌干燥渴为胃热。口噤难言者，痉也。上唇有疮，狐虫食脏。下唇有疮，惑虫食肛。若唇青舌卷，环口黧黑，口张气直如鱼口，唇颤摇不止，皆死症。

察　舌 此条宜细玩

舌属心，本红而润。伤寒三四日后，方舌上生苔，其自润而燥，自滑而涩，由白而黄而黑，甚至焦干，或生芒刺，皆邪热内传，浅深之次第也。盖邪气在表，则舌无苔，传里则津液干燥而苔生。其始在半表半里，或不过邪客胸中，其苔不黑不涩，止宜小柴胡之属和之。若阳邪在里，胃中有热，则舌苔不滑而涩，宜栀子豉汤之属清之。若烦躁欲饮水数升者，白虎加人参之类主之。大抵苔白而滑者，表尚有寒也，又曰丹田有热，胸中有寒也。苔黄而燥涩者，胃腑有热也，或清之，或微下之。《金匮》曰：苔黄未下者，下之。然必大便燥实，大渴而脉沉有力者，方可议下。若微渴而便不坚，脉不实，苔不干燥而芒刺者，不可下也。其黑苔而芒刺者，其热已极，宜凉膈散、承气汤、大柴胡酌下之。杜清碧载三十六舌，以纯黑为死现舌。《金镜录》云：全黑色为水克火，百无一治。夫黑色连地而灰黯无神，其本色已败，诚不可救。若不致燥渴，苔黑润滑者，是水乘火位，为虚寒证，尚有可治，特断不可误认为热，略投凉剂耳。旧按宜熟复。

薛立斋曰：余在留都①时，地官主事郑汝东妹婿患伤寒，得此舌，院内医士曾禧谓当用附子理中汤，人咸惊骇而止。及困甚治棺，与其邻往视之，谓用前药犹有可生。其家既待以死，拼从之，数剂而愈。大抵舌黑有火极似水者，即杜学士所谓薪为炭之意，宜凉膈散之类以泻其阳。有水来克火者，即曾医所疗者是也，宜理中汤以消阴翳。又须以老生姜，切平，擦其舌，黑色少退者可治，坚不退者不可治。

弘治辛酉，金台姜梦辉患伤寒，亦得此舌，手足厥逆，呃逆不止，众医犹作火治，几致危殆，院判吴仁斋用附子理中汤而痊。

景岳曰：余在燕都尝治一王生，年出三旬，患阴虚伤寒而舌黑，其芒刺干裂，焦黑如炭，身热便结，喜冷而脉无力，神则昏沉。群医谓阳症阴脉必死。余察其形气未脱，遂以甘温壮水等药大剂进之以救其本，间用凉水以滋其标。盖水为天一之精，凉能解热，甘可助阴，非苦寒伤气之比，故津燥阴虚，便结热渴者亦所不忌。由是水药并进，凡用人参、熟地辈各一二斤，桂、附各数两，冷水亦一二斗，然后诸症渐退，饮食稍进，神气俱复矣。但察其舌黑，仍分毫不减，莫得其解。数日后，

---

① 留都：古代帝都新迁后，于旧都常设官留守，行其政事，称留都。此处"留都"指南京。

忽舌上脱一黑壳，内则新肉灿然，始知肤腠焦枯，死而复活，苟非大进滋补，安望再生。此证特举其甚者纪之。此外，舌黑用补而保全者，不胜枚举。盖有火盛而焦者，亦有水亏而枯者。若以舌黄、舌黑，悉信为实热，则阴虚者百无一生矣。凡舌肿硬者、舌卷、舌短、舌强，十不救一。舌缩神昏者死。凡见舌苔，新井水青布拭之，薄荷蜜涂之。吐舌者，掺冰片即收。

正伤寒五条

霜降以后，时令冱①寒，感之而病者，伤寒也。脉浮紧，头痛发热，无汗，为伤寒；脉浮缓，头痛发热，有汗，为伤风。伤寒见风者，既伤于寒，复感风邪，恶寒不躁，其脉浮缓。伤风见寒者，既伤于风，复感寒邪，恶风烦躁，其脉浮紧。

霜降以后，当寒而不寒，乃更温暖，衣被单薄，以致感寒而病者，冬温也。以上五证俱冬月。

温热暑湿病十条②

温病者，冬受寒邪，来春乃发，发热头痛，不恶寒而渴，脉浮数。

温疟者，冬受寒邪，复感春寒，脉阴阳俱盛，证寒热往来。

风温者，冬受寒邪，复感春风，头痛身热自汗，与伤寒同，而脉尺寸俱浮，身重，默默但欲眠，鼻息鼾，语言难出，四肢不收，或云不可发汗。

温疫者，冬受寒邪，又感春温时行之气。

---

① 冱（hù 户）：冻结之意。
② 温热暑湿病十条：原书目录中为"温热暑涩十症"。

温毒者，冬受寒邪，复感非时温热，甚有发斑疹者。

以上五证俱春月。

热病者，冬既伤于寒，至夏乃发，必头痛，身热，恶寒，其脉洪盛。

伤暑者，暑热为邪，自汗，烦渴，身热，脉虚。

以上夏月。

伤湿者，感受湿邪，头痛，谵语，自汗，身不甚热，两胫逆冷，四肢沉重，胸腹满，此湿热相搏也。

风湿者，既感湿气，又受风邪，肢体重痛，额汗脉浮。

痓者，身热足寒，头项强急，面赤目赤，口噤头摇，角弓反张。先受风邪，复感于寒，无汗恶寒，为刚痓。先受风邪，复感于湿，恶风有汗，为柔痓。脉浮紧数，口燥渴，仰面而卧，开目为阳。脉沉细涩，口中和，合面而卧，闭目为阴。阳痓易治，阴痓不易治。

以上不拘时。

类伤寒六症

一曰痰。凡中脘停痰，憎寒发热，恶风，自汗，胸满，与伤寒相似，而头项不强痛，即或头痛，亦作止无常。痰在上焦，则寸口脉沉滑，或沉伏。在中焦，则右关滑大。气郁则沉而滑。夹食则短而滑。兼弦者，有痰饮，目下如灰烟熏色。

一曰食积。胃中停食，头痛发热，与伤寒同而身不痛。其脉右气口紧盛，右关短滑，左手反平和。中脘必痞闷，噫气或酸，或恶闻食臭，或欲吐不吐，或吐不尽。更有停食而感寒者，左右人迎气口俱大。

一曰虚烦。气血俱虚，烦躁发热，但不恶寒，脉不浮紧，身不痛，头不痛，与伤寒异耳。间有烦时，头亦痛者，特烦止而痛亦必止。粗工无知，必谓复有感冒，用表虚虚，其罪可胜诛哉？

一曰脚气。受寒湿，头痛身热，肢节痛，呕逆，大便坚，但病起自足，或肿痛，或枯细，宜祛风利湿健脾。

一曰内痈。《论》曰：脉浮数，当发热而恶寒，若有痛处，饮食如常，蓄积有脓也。胸中隐痛而咳，右脉数大，咽干不渴，时吐腥臭，久之吐脓如米粥，肺痈也。小腹重，按之痛，便数如淋，汗出恶寒，身皮甲错，腹皮肿急，脉滑而数者，肠痈也。胃脘隐痛，手不可近，胃脉沉细，人迎盛者，胃脘痈也。伤寒外感，必人迎盛。若胃痈发热而误认伤寒，绝其饮食必死。王金坛有案，切宜详辨。

一曰蓄血。凡倾跌损伤，劳役饥饱，七情色欲，或盛怒叫呼，皆能瘀血。其症发热如伤寒，心胁腹有痛处，或手不可近，但头不痛，脉不浮紧，此类伤寒之蓄血也。伤寒条蓄血，自有本科治法。

伤寒传经三条

《内经》云：伤寒一日，巨阳受之，故头项痛，腰脊强。二日，阳明受之，阳明主肉，其脉侠①鼻络于目，故身热目痛而鼻干，不得卧也。三日，少阳受之，少阳主胆，其脉循胁络于耳，故胸胁痛而耳聋。四日，太阴受之，太阴脉布胃中，络于嗌，故腹满而嗌干。五日，少阴受之，少阴脉贯肾，络于肺，系舌本，故口燥舌干而渴。六七日，厥阴受之，厥阴脉循阴器

---

① 侠：通"夹"。从两边夹住。《汉书·叔孙通传》："殿下郎中侠陛。"

而络于肝，故烦满而囊缩。

戴全善曰：伤寒先犯太阳，以次而传，此特言其概耳。其中变症不一，有发于阳，即太阴受之者；有夹食伤寒，食动脾，脾太阴之经，一得病即腹满痛者；亦有不循经而入，如初得病，径犯阳明之类，不皆始于太阳也；亦有首尾只传一经，或一二经而止者，不必尽传诸经也。

海藏曰：太阳者，巨阳也，为诸阳之首。膀胱经病，若渴者，自入于本也，名曰传本。太阳传阳明胃土者，名循经传，为发汗不尽，利小便，余邪不尽，透入于里也。太阳传少阳胆木者，名曰越经传也，为元受病，脉浮无汗，宜用麻黄而不用故也。太阳传太阴脾土者，名曰误下传，为元受病，脉缓有汗，当用桂枝而反下之所致也，当病腹痛，四肢沉重。太阳传少阴肾水者，名曰表传里，为病当急下，而反不攻不发，所以传里也。太阳传厥阴肝木，为阴不至于首，惟厥阴督脉上行，与太阳相接，名循经得度传。

六经脉证

足太阳膀胱经，起于目内眦，从头下后项连风府，行身之背，经①于足小指。其症头项痛，腰脊强，恶心拘急，身痛，骨节痛，发热恶寒，此太阳表也。脉浮紧有力，无汗，为寒伤营，表实，宜麻黄汤发汗。脉浮缓无力，有汗，为风伤卫，表虚，宜桂枝汤实表散邪。身痛，热甚而烦，脉浮而紧，伤风见寒也，身不疼，热少不甚烦，脉浮而缓，伤寒见风也，俱以大青龙发之。脉浮发热烦渴，小便不利，此太阳传本，五苓散。

① 经：《灵枢·经脉》作"终"。

小便如常，勿服，恐引邪入里，为热结膀胱。禁下，恐表邪乘虚陷入。

足阳明胃经，起于鼻，交频中，络目，循于面，行身之前，终于足大指。其症目疼，鼻干不眠，头额痛，身热恶寒，脉洪长，此阳明标病。已传至阳明，仲景独不用葛根汤，恐耗胃中津液也。身热恶寒而渴，脉洪数，此阳明本病，白虎汤清之。潮热自汗，谵语，渴，不恶寒反恶热，揭去衣被，扬手掷足，斑，黄，狂，闭，或手足乍温乍冷，腹满痛，喘，脉沉数，此正阳明腑病也，三承气酌下。自汗者勿利小便，防津液枯也。

足少阳胆经，起于目内眦，上头角络耳中，循胸胁行身之侧，终于足小指。其症头角痛，目眩，胸胁痛，耳聋，脉弦数。此经半表半里，只用小柴胡和解。

足太阴脾经，起于足大指，上行至腹，络咽连舌本，行身之前。其症身热，腹痛，咽干，手足温，或自痢不渴，此热邪传入太阴脾经，标病，柴胡桂枝汤。腹痛，黄，渴，茵陈汤。小便赤，大便闭，是太阴本症，桂枝大黄汤。初起不热不渴，不头痛，便怕寒，腹痛吐利，肢冷，小便清，是太阴直中寒邪，理中汤。初起不热不渴，胸腹满痛，气口脉沉细，此内伤生冷，治中汤。

足少阴肾经，起于涌泉，上行贯脊，循喉挟舌本，下至心胸。初起面赤足冷，本经自受夹阴伤寒，标本俱病，麻黄附子细辛汤。阴躁，欲坐泥水井中，欲饮不受，面赤足冷，脉沉或脉虽大，按之无力，此阴极发躁，本病也，四逆合生脉散。身热烦躁，面赤足冷，脉数大无力，此虚阳伏阴，标本俱病，加减五积散。初病不热渴，不头痛，便足冷蜷卧，腹痛吐泻，脉沉细，此少阴直中寒邪，四逆汤急回阳。无热畏寒，面青，小腹绞痛，脉沉，蜷卧，唇黑甲青，此夹阴中寒，本病也，人参四逆汤。末条与太阴直中者参看。此书流播已久，其言亦甚明了，何故习儿医歌诀者绝不寓目，泰然以大方卖弄耶？噫！康熙乙酉二月，亡室①晨起呕吐，即腹痛吐泻兼作，厥逆蜷卧，面青唇黑，直至无脉，一昼夜而殂。尔时老医咸集，即今名手之师之祖也，用药不过藿香、厚朴、陈皮、神曲，作霍乱治。予恨其不识此病，不识此方，并怜其从不见此书，蔓衍杀人，害将何底？

足厥阴肝经，起于足大指，环阴器，抵小腹，循胁上唇口，与督脉会于巅。其症烦满囊拳②，谵渴便闭，脉沉有力，此热邪传入厥阴本病，承气急下之。寒热似疟，脉浮缓，此热在经，标病，柴胡桂枝各半汤。不热渴，寒厥阴冷，或小腹至阴痛，体痛吐涎，唇面俱青，舌卷囊缩，脉沉微，此直中本病，茱萸四逆急温之。

传足不传手辨

冬令正当足太阳少阴主事，连类及春令之少阳厥阴，阳明太阴寄旺于四季，故但言足而不言手。其实手足六经，一脉愆和，则百脉受病。如伤寒五六日，神昏狂妄，经有泻心等方，即手少阴心经也。心火上炎蒸肺，为胸满喘咳，用栀子豉汤、泻白散等剂，即手太阴肺经也。可知刘草窗传足不传手之言向来沿误。

伤寒治法总

冬气严寒，多色耗精者，肾藏不固，触冒寒邪，则杀厉之毒乘于肌髓。冬月即发者，名正伤寒；伏而不发，至春变为温

① 亡室：即亡妻。
② 拳：通"蜷"。《颜氏家训·勉学》："手不得拳，膝不得屈。"

病，夏变为热病。六经变态莫测，然不过表里、阴阳、虚实、寒热四者而已。仲景约六法以该①之，曰汗、吐、下、温、清、补。汗者，治在表也。而汗法有三：一曰温散。寒胜之时，阳气不充，则表不解，虽有大热，必用辛温。一曰凉解。炎热炽盛，表里枯涸，阴气不营，亦不能汗，宜用辛凉。一曰平解。病在阴阳之间，既不可温，又不可凉，但宜平用，期于解表而已。吐者，治在上也。吐中有发散之意，可去胸中之实。经曰：在上者，因而越之是也。下者，攻其里也。而下法有五：痞满在气，燥实在血，四证具者，三焦俱病，攻之宜峻，大承气是也。但见满燥实者，邪在中焦，攻之稍缓，用调胃承气，恐伤上焦元气也。但见痞实者，上焦受病，攻之更缓，用小承气，恐伤下焦真阴也。或行蓄血，或逐水停。轻重缓急，随症灵通。温者，温其中也。脏有寒邪，不温即死。夫气为阳，气虚则寒，故温即是补。清者，清其热也。有热无结，本非下症，若不清之，热何由散？下后余邪，亦宜清也。补者，救其虚也。古人言之已详，今人畏而不用，使伤寒犯虚者，坐以待毙，深可痛惜！如屡散而不解，阴气不能达也。人知汗属于阳，升阳可以解表，不知汗主于阴，补阴可以发汗也。又如内热不解，屡清而火不退，阴不足也。人知寒可以退热，不知壮水可以制火也。又如正虚邪炽，久而不痊，补正则邪自除，温中则热自散，此必见衰微之阴脉者也。《伤寒论》曰：阴症得阳脉者生，阳症得阴脉者死。人皆奉其言，未能释其义。夫正气实者，多见阳脉。正气虚者，多见阴脉。症之阳者，假实也。脉之阴者，真虚也。

---

① 该：通"赅"。概括。皇侃《论语集解义疏》："此书既遍该众典以教一切。"

陈氏曰：凡察阴症，唯凭脉用药，不论浮沉大小，但指下无力，重按全无，便是伏阴。是沉小者人知为阴脉，不知浮大者亦为阴脉也。故虚实二字为伤寒之提纲。正气实者，虽感大邪，其病亦轻；正气虚者，虽感微邪，其病亦重。盖气实而病者，攻之即愈，所可虑者，惟挟虚耳。细玩数条，可妄汗、妄凉、妄下乎？

伤寒无补法辨五条

徐东皋曰：仲景《伤寒论》，专以治外感为法，其中顾盼元气之秘，鲜有知之者。观其少阳小柴胡，用人参，则防邪气之入三阴。理中汤、附子汤、黄连汤、炙甘草汤、吴茱萸汤、茯苓四逆汤、桂枝人参汤、人参败毒散、人参白虎汤、阳毒升麻汤、大建中汤，皆培正气以祛邪，则邪易退。若确系麻黄桂枝证，亟宜表散，切勿延缓，使邪深入。

景岳曰：凡患伤寒者，必得汗而后解。但正胜邪者，邪入必浅，此元气之强者也。邪胜正者，其入必深，此元气之弱者也。邪浅者，逐之于藩篱，散在皮毛也。渐深者，逐之于户牖，散之筋骨也。深入者，逐之于堂室，散之脏腑也。如麻黄、桂枝、参苏饮、羌活汤之类，单逐外邪，肌表之散剂也。小柴胡汤、补中益气汤之类，皆兼顾邪正，经络之散剂也。四逆汤、理中汤、附子汤、十全大补之类，皆建中逐邪，脏腑之散剂也。

娄全善曰：伤寒发表，当随症轻重而汗之，故仲景有发汗者，有和解者。后人不究寒邪深浅，药性紧满，元气虚实，一概用药，遂致夭枉。幸或生全，往往汗后虚乏，变成百病，卒至不救。若遇病轻者，但当和营卫，以通津液，令其自解可也。

李东垣曰：邪之所凑，其气必虚。伤寒由内伤者，十居八九。盖饥饱劳倦而下元虚者，最易感邪而最重，发表最难汗出。

故丹溪以补中益气一方为主，如内伤兼伤寒者，本方加麻黄。兼伤风者，加桂枝。兼伤暑者，加黄连。兼伤湿者，加羌活。

赵养葵曰：以此治阳虚发热，实万世无穷之利。然更有真阴虚而发热者，与伤寒无异，一发汗立死。予曾见大热面赤，口渴烦躁者，与六味地黄大剂一服而愈。如见下部恶寒足冷，上部渴甚躁极，六味汤加肉桂、五味，甚则加附子，冷饮，下咽即愈。其"欲饮水者，不可不与，不可多与"一条，无治法。此肾阴亏少，不可用芩连知柏，亦宜六味滋阴。

俗泥伤寒无补法，谓发散剂而加补味，是关门赶贼也，不知正气胜则邪易除，正气衰则邪难去。体实感冒者，原有麻黄、桂枝、青龙诸方在。唯元气弱者，气虚则血虚，血虚便不能作汗，而外邪留恋，此正门不开而贼不去也。表药而佐以扶正固本，正所以助其开门而赶贼也。似此罕譬，尚不喻否？①

饿不死伤寒辨

更有饿不死伤寒之说，有三四十日禁入谷气者，不知人以胃气为本。论中桂枝汤后啜粥糜，十枣汤后糜粥自养各条，分能食、不能食甚多，何曾有绝粒之说，何曾立消食之方。今人自发热以来即断其饮食，一见胸膈胀满，遂为宿食未消，恣用山楂、麦芽削伐，不知此乃邪气内结，非关食也。即下有燥屎，虽议攻下，亦宜稍与浆汁，以存胃气，特不宜有形之物耳。世俗传误，饿死者多，言之可痛。

阴阳辨

戴全善曰：凡治伤寒，须辨阴阳。太阳、阳明、少阳为腑，

---

① 似此罕譬尚不喻否：即罕譬而喻。谓意思明白，不用多比方。

膀胱、胃、胆是也。太阴、少阴、厥阴为脏，脾、肾、肝是也。病之阴阳乃外邪之阴阳，阳气阴气是。

阳　症

阳症，身轻转动，声高，或喘，目睛了了欲见人，呼吸能往来，口鼻气热，面赤唇红，或谵语，能饮凉水，小便赤，大便秘或硬，手足温，指甲红活。

太阳膀胱经，热在皮肤之分，发热，恶寒恶风，脊项强，体痛腰痛，拘急，脉浮而紧，麻黄、桂枝、大小青龙汤。阳明胃经，热在肌肉之分，不恶寒，反怕热，目痛鼻干，不得眠，头额痛，自汗，大便秘，潮热，脉长而数，大柴胡、调胃承气、大小承气。少阳胆经，热在半表半里，往来寒热，头角痛，耳聋胁痛，咽干目眩，呕逆，脉弦而数，小柴胡汤。以上三阳正治方，余皆汗吐下后之药。

阳　毒

有阳气独盛，阴气暴绝，必发躁，妄言狂走，面赤咽痛，发斑，或下利黄赤，脉洪实或滑数，此阳毒也。宜酸苦之药，使阴气复而汗解。三阳条症后另列阳毒，参看。

阳盛格阴

更有热极而反发厥者，阳症似阴，火极似水也。因失于汗下，阳气内郁，亢极而反见胜己之化，故身冷厥逆，烦闷昏迷，状如阴症，然必唇焦口燥，善饮水，大便秘，小便涩，矢气秽臭，或出稀屎，此旁流而非冷痢也。手足虽冷，指头必微温，脉虽沉伏，按之必滑而有力。轻者，小柴胡合解毒汤、人参白虎汤；重者，调胃承气下之；潮热者，大柴胡加芒硝；大实大满，大承气下之。王太仆所谓身寒厥冷，其脉滑数，按之鼓击者，此名阳盛拒阴，非真寒也。

阴 症

身静，气短少息，目不了了，鼻中呼吸气不热，水浆不入，二便不禁，面如刀割，青白黑色，爱对壁卧，闭目不欲见人，唇不红，或青白紫，手足冷，指甲青紫，小便白或淡黄，大便不实，身不大热，阴重者冷。

太阴脾经，主胸膈膜胀，腹满痛，吐痢，手足渐冷，脉渐沉。少阴肾经，虽或发热，手足自冷，脉沉细，但欲卧。厥阴肝经，手足厥逆，气上冲心痛，饥不欲食，食则吐蛔，下之痢不止，甚则唇青，舌卷囊缩，脉微而缓。三阴中寒，微则理中汤；稍厥，或下利，干姜甘草汤；重者四逆汤；无脉者通脉四逆汤。以上皆三阴正治方。三阴俱里症也，然亦有在经表症者。如太阴有桂枝加芍药汤，少阴有麻黄附子细辛汤，厥阴有当归四逆汤，皆以温经为表药，与三阳迥异。而少阴尤为紧关，故必使外邪出而真阳又不走。

阴 毒

有阴气独盛，阳气暴绝，即四肢逆冷，脐腹筑痛，身如被杖，或吐或利，昏不知人，语言低微，口鼻气冷，唇甲青紫，此阴毒也。亟宜灸脐下或葱熨，与以辛热姜附之品，令阴消而阳复。三阴条证另有阴毒症方，参看。

阴盛格阳

更有阴极而反发躁者，阴症似阳，水极似火也。因伤寒传变，多服寒凉，或肾素虚寒，逼无根之火浮越于外。其症躁甚面赤，欲坐泥水井中，身微热，每欲饮水，复不能饮，大便秘或泄，小便清，然必足冷，脉沉细迟微，或虽洪数，按之如无，或呕逆气促，或郑声咽痛。亟宜通脉四逆，倍加参、附，俟冰冷而与服，以接其真阳之气。王太仆所谓身热脉数，按之不鼓击者，此名阴盛格阳，非真热也。

表里辨十三条

发热，恶寒恶风，头痛身痛，腰脊强，目痛鼻干，不眠，胸胁痛，耳聋，寒热，脉浮而大，或紧而缓者，表也。无汗，脉浮紧有力，表实也。有汗，脉浮缓无力，表虚也。

不恶寒，不恶热，掌心、胁下汗出，腹硬满，呕，大便不通，小便如常，腹痛腹鸣，自利谵语，潮热咽干，舌干口渴，舌苔白黄黑者，里也。腹硬痛，便闭，渴，潮热谵语，脉有力，里实也；呕吐自利，脉无力，里虚也。吐利更分寒热，宜辨。

阳邪在表则表热，阴邪在表则表寒。阳邪在里则里热，阴邪在里则里寒。邪在半表半里则寒热往来。邪在表心腹不满，在里则腹痛。邪在表则呻吟不安，在里则躁烦闷。邪在表则能食，在里则不能食。不欲食者，邪在半表半里，未至不能食也。在表则不烦不呕，在里则烦满而呕。凡初见烦呕，邪方自表而入里，不可遽攻下。有表里俱实、俱虚，有表实里虚，表虚里实诸症，俱宜随时细审。如病尚在表，而脉反沉微，但当救里，以助阳散寒是也。

似同实异辨

太阳症，头痛发热，当脉浮，而反沉，似少阴症矣，故用麻黄附子细辛汤。

少阴脉沉，始得之，反发热，似太阳症矣，实不同者，其热不翕翕然，症无头疼，须甘草干姜附子汤。

少阴腹痛下痢，与太阴相似，实不同者，太阴不渴，少阴则渴，太阴手足温，少阴手足厥也。

温病与痉病皆似太阳，实不同者，太阳恶寒而不渴，温病不恶风寒而渴也，太阳脉浮紧，痉则脉沉细也。

伤寒与中暍相似，实不同者，伤寒初起不渴，暍初起即渴。

伤寒与冬温相似而实不同，伤寒脉浮紧，冬温脉不浮也。

太阳中湿与太阳伤寒相似，实不同者，伤寒脉浮紧，湿脉沉细也。中湿与痉更有别者，湿则身疼，痉则身不疼。

暑脉虚细，又微弱，又弦细芤迟，与痉湿脉相似，其不同者，暑则自汗而渴，身不疼，湿则不渴而身疼，痉则不疼。

太阳中风见寒脉，用大青龙，与太阳伤寒相似，所不同者，有烦躁也，麻黄症则无烦躁。

太阳伤寒见风脉，用大青龙，与中寒湿相似，有不同者，伤寒脉浮缓，寒湿脉沉细也。

小青龙症与小柴胡症相似。特小青龙症无寒热往来，胸胁痛满之症，但有干呕发热而咳，此为表不解，水停心下也。即或有与小柴胡症相似者，终无半表里为异耳。

阴症四肢厥逆，阳症亦有厥逆，此四逆汤与四逆散不同。阴症下痢，而阳症亦有漏底，故理中汤与黄龙汤不同。

《活人》云：病人脉浮而大，是表症，当汗。若发热烦躁，小便赤，却当下。此是表里俱见，五苓散主之。

伤寒六七日，不大便，头痛有热，是里症，当下。若小便清者，邪仍在表也。两症俱见，即未可下，当发汗，用桂枝汤。

病人心下满，口不欲食，大便坚，脉沉细，是里症，当下。若头汗出，微恶寒，手足冷，却当汗。此两症俱见，仲景所谓半表半里也，小柴胡。

太阳表未除，而因数下之，致挟热而利，心下痞硬，谓之表里不解，桂枝人参汤。

太阳病，庸手误下之，遂尔腹痛，是有表复有里，桂枝加芍药汤，痛甚者，桂枝加大黄。

太阳桂枝症，医误下之，利遂不止，脉促者，表未解也，喘而汗出者，葛根黄芩汤。

烦躁，口苦，腹满而喘，发热汗出，不恶寒，反恶热，阳明也。若脉反浮而紧，是表里俱见，不可汗与下，栀子豉汤吐之。

王海藏曰：大柴胡治表里内外俱热症。在表者，或脉浮，或头痛，恶风，恶寒，四者但有一二尚在，乃十三日过经不解也。治里者，或谵语，或妄语，或掷手扬视，皆里之急者也。欲汗之，则里症已急，欲下之，表症犹在，通宜大柴胡。

又云：如均是身体痛，脉浮，发热，头痛，身体痛者，为表未解，麻黄、桂枝汤；脉沉自利，身体痛者，为里不和，四逆汤。均是发热，有身热不渴，为表有热，小柴胡加桂主之。厥而脉滑，为里有热，人参白虎汤。均是恶寒，有热而恶寒者，发于阳也，麻黄、桂枝、小柴胡汤。无热而恶寒者，发于阴也，附子、四逆汤。均是水气干呕，微利发热而咳，为表有水，小青龙加芫花。体凉表症罢，咳而胁下痛者，为里有水，十枣汤。

麻黄汤，治太阳之无汗也。然阳明无汗而喘，亦用之。太阳阳明合病，喘而胸满，亦用之。此麻黄之通变也。桂枝汤，治有汗中风也。而阳明如疟状，日晡发热，宜发汗者，亦用之。

太阴脉浮，可发汗者，厥阴下利，腹胀身痛，宜攻表者，俱用之。此桂枝之通变也。小柴胡，治少阳之寒热往来也。而阳明之潮热胸满，与脉弦浮大，不得汗，胁痛身黄者，俱用之。妇人热入血室亦用。此小柴胡之通变也。

从症不从脉

脉浮宜汗。若浮大，心下硬，有热者，属脏，攻之。

脉沉宜下。若少阴始得之，反发热，脉沉，麻黄附子细辛汤汗之。盖熟附配麻黄，发中有补也。

脉促宜清。若促而厥冷，为虚脱，温之。

脉迟宜温。若阳明脉迟，濈濈汗出，承气下之。

从脉不从症

表症宜汗。然发热头痛，脉反沉，身疼，用四逆汤。

里症宜下。日晡发热属阳明，若脉浮虚者，桂枝汗之。

结胸宜下。然脉浮大者，下之必死，当治其表。

身痛宜解表。然尺迟勿汗，血不足也，当调其营。

太阳病，脉当浮，今不浮而反沉者，里必虚寒，身虽痛，但当救里，用干姜配生附，使正气内强，逼汗外出。盖生附配干姜，补中有发也。

汗吐下温八条①

可　汗

头项痛，腰背肢节体痛拘急，恶寒，恶风，翕翕发热，脉

---

① 　八条：原书为"九条"，据下文改。

浮紧、浮数。

伤寒发表之法，皆随症施治，曲尽其妙。如太阳中风，桂枝汤。加喘者，桂枝厚朴杏子汤。几几有汗，恶风者，桂枝加葛根汤。形如疟状，日二三发者，桂枝麻黄各半汤。日再发者，桂枝二麻黄一汤。伤风，几几无汗，恶风者，葛根汤。恶风无汗而喘者，麻黄汤。加烦躁者，大青龙汤。和解，如小青龙汤、桂枝二越婢一汤、白虎汤、五苓散、柴胡桂枝汤。少阴之麻黄附子细辛汤、麻黄附子汤。以上诸表汗方，仲景圣人岂好为区别，诚以有病则有经，有经则有药治之耳。今之不识何病、何经、何药，尽以羌、防、柴、葛概之者，有是理乎？可恨更可笑。

不可汗已详载太阳寒伤营卷内参看

太阳自汗，不可发汗。非头痛项强，非身热恶寒，非脉浮紧，俱不可发汗。咽干鼻衄，不可发汗。泻利动气、风温、湿温、厥逆、脉沉微细弦，俱不可汗。已发汗，不可再汗。凡发汗，须令微汗出，周身皆遍，不可如水淋漓，亦不可汗后见风。

可 下

发汗不解，腹满痛者，下之。下利，三部皆平，按之心下硬者，下之。脉滑而数者，《脉经》曰：滑为食病。仲景曰：滑则谷气实。又曰：寸脉浮大，按之反涩，尺亦微而涩，知有宿食，下之。伤寒六七日，目中不了了，睛不和，无表里证，大便难，身微热，此为实也。经曰：诸脉属于目。又曰：热病目不明。热不已者，肾水将绝，亟下之。阳明发热，汗多则亡津液而内躁，下之。少阴二三日，邪入未深，即作口燥咽干，肾将绝也，急下之。少阴六七日，腹胀，不大便，此邪热入胃腑也。土胜则水干，亟下以救肾水。少阴利清水，色青，心下痛，口燥。以青为肝色，肝邪乘肾，故下利，阳邪上攻，故口燥，此亦少阴入阳明腑证，急下之。厥阴，舌卷囊缩，论无治法。

按：寒极而缩者，宜附子四逆加吴茱萸汤，外用葱熨法。又阳明主润宗筋，宗筋为邪热所攻，急引舌与睾丸，故卷而缩，当泻阳以救阴，宜大承气。

《活人》云：伤寒始发热恶寒，汗后则不恶寒，但倍发热而躁，始脉浮而大，今脉洪实，或沉数细，始惺静，今狂语，此为胃实阳盛，再汗则死，须下之则愈。

有始得病便变阳盛之症，须即下之，不可拘以日数。更有心胸连腹脐大段①痓闷，腹中痛，坐卧不安，冒闷喘急极者，亦不问他症，便下之。若失下，则气血不通，四肢便厥，医者倘疑是阴厥，投以热药，祸如反掌。

不可下

太阳外症未解，不可下。脉浮大为在表，恶寒为在表，俱忌下。呕多为邪在上，不可下。阳明不能食，攻其热必哕。阳明应发汗，下之为逆。太阳阳明合病，喘而胸满，不可下，宜麻黄汤清肺气，胃邪自散。少阴阳虚，尺脉弱涩者，不可下。脉数，为血虚，为热，下之则热邪入里，血虚为亡阴。结胸症，脉大者，不可下。恶水者，不可下，下之则里冷，不嗜食，完谷出。头痛目黄者，不可下。虚家不可下。阳微不可下，下之痞硬。厥逆不可下。

可吐　不可吐

凡病在膈上者，脉大或滑，胸满，气上冲咽喉，或寒或痰，或食在胃口，俱宜吐之。吐法瓜蒂散、淡盐汤。弱者人参芦汤。

① 段：腹部有结块的疾病。

痰多者，二陈汤乘热服，以指探喉即吐。凡老人及虚体，胎前产后，邪在膈下，脉虚软，干呕，皆禁吐。

可温　不可温

直中阴经。寒呕，冷痛泄泻，战栗蜷卧，面如刀割，唇面甲青，下后痢不止，厥逆，舌卷囊缩，脉沉迟无力。少阴内寒，阳气欲绝。少阴膈有寒饮，干呕，四逆急温。燥渴，身热，便闭，喜饮冷，脉数大有力，并不可温。

愈　证

太阳病，巳至未解。阳明病，申至戌解。少阳病，寅至辰解。太阴病，亥至丑解。少阴病，子至寅解。厥阴病，丑至卯解。六经各于所生之时而解。经曰：自得其位而起者是也。

问曰：脉病欲知愈未愈者，何以别之？答曰：寸关尺三处，大小浮沉迟数同等，虽有寒热不解，此脉为阴阳和平，虽剧当愈。

凡得病，厥脉动数，服汤药更迟，脉浮大减小，初躁后静，此皆愈证也。

脉浮数而微，病人身温和者，欲解也。

凡病人反能饮水者，为欲愈。

太阴中风，脉阳微阴涩而长者，为欲愈。

少阴中风，脉阳微阴浮者，欲愈。

厥阴中风，脉微浮者，将愈，不浮未愈。

问曰：病有战而汗出者，因得解，何也？答曰：脉浮而紧，按之反芤，此为本虚，是以发战。以脉浮故当汗出而解也。

芤脉浮而数，按之不芤，其人本不虚，若欲自解，但汗出耳，不发战也。

问曰：有不战不汗出而解者，何也？答曰：其脉自微，此曾经汗、吐、下，若亡血，以内无津液，待阴阳自和，必自愈，故不战不汗而解。

凡日中得病，夜半愈者，以阳得阴则解也。夜半得病，日中愈者，以阴得阳则解也。

死 证

阳症见阴脉者死。阴阳毒过六七日者死。脉浮而滑，汗出如油，水浆不入，喘不休，身不仁者死。喘逆上气，脉散者死。阳反独留，体如烟熏，直视摇头，心绝。汗出，发润而喘，肺绝。唇吻反青，四肢汗出，肝绝。环口黧黑，虚寒发黄，脾绝。脉紧盛，汗出不解者死。尺寸俱虚，热不止者死。身热喘急，脉阳而躁者死。大发湿家汗，则痓_{音刺}，热而痓者死。发少阳汗则谵语，少阴汗则动血，谓之上厥下竭者死。发湿温汗，曰重喝者死。汗后不为汗衰，谓之阴阳交者死。不得汗者死。发动气汗者死。发热，脉躁疾，狂言，不能食，谓之三死。结胸症，脉浮大者，不可下，下之则死。结胸症具，烦躁者死。脏结者死。少阴泄利，烦躁四逆者死。少阴恶寒，身蜷而痢，手足厥冷者死。少阳息高者死。发厥七八日，肤冷而躁，无时暂安，曰脏厥死。少阳阳明合病，脉长大而弦，曰负者死。厥而下痢，当不能食，反能食者，除中死。发热而厥七日，下痢者难治。下痢十余次，脉反实者死。阴阳易病，头重眼花，小腹绞痛，手足挛痛，离经脉见者死。七八日以上，大发热者死。

以上诸症，或病深药浅，或病浅药误，若依仲景法，而细究来因，遵方处治，未必尽不可救。其如荆、防发表，芩、栀清火者，伎俩止此，则必不能医，而又假装声望，一遇疑难，便摇首危言，束手待毙。噫！予抄录至此，不禁怦怦心悸。若辈之恬不为怪，顽不知悔，真铁石肝肠也。

六经诸症七十三条

发　热以下太阳

发热者，无已时者也。寒热者，热已而寒，寒已而热也。潮热如潮汛，时热时止也。烦热，烦躁而热也。中风即发热者，风伤卫也。伤风不即发热者，寒伤营也。凡翕翕发热，而恶风恶寒，头痛，脉浮者，由风寒客于皮肤，故阳气怫郁，表热也，太阳症也。发热汗出，不恶寒，反恶热者，阳明也。发热往来，脉弦细，头痛者，半表半里，少阳症也。三阴惟太阴无发热，少阴有表热，厥阴亦有发热，但必脉沉而足冷，故俱谓之反发热。发热不恶寒而渴，为温病。发汗已，身犹灼热者为风温。头痛发热，身不疼，伤食也。头不疼，脉不紧，但烦热者，虚烦也。《兰台·治例》曰：太阳症，多与潮热若同而异。少阴症，多与烦躁相类而非。

恶　寒

恶寒者，风寒客于营卫，虽向火增被，不能御也。太阳病在表，故恶寒。少阳半表半里，故微恶寒。阳明本不恶寒，或恶寒者，与太阳合病也。恶寒属表症，虽里证悉具，但有微恶寒，即为表未解，不可攻里。然经云：发热恶寒，发于阳，可汗。无热恶寒而蜷，脉沉细，发于阴，可温里。三阴惟少阴有恶寒，太阴、厥阴皆不恶寒。然太阴自利不渴，厥阴自利厥逆，亦有恶寒者。太阴宜理中，厥阴宜四逆。盖太阴、厥阴，皆不恶寒者，阳传阴者也。三阴皆恶寒者，阴入阴者也，特少阴为多耳。背负阳抱阴，背寒者，阳弱也。然少阴背寒，以阴寒气盛，不能消耗津液，故口中和，宜附子汤。三阳背寒，以阳气陷入，津液枯涸，故舌燥口干，宜白虎汤。恶寒分阴阳，恶风专属阳，比恶寒轻。

头 痛

头痛主表。太阳巅顶脑痛，一毫未除，即不可攻里。阳明头额痛，目疼鼻干，脉长也。少阳头角痛，或耳中痛，口苦，往来寒热，脉弦数也。太少二阴之脉，从足至胸而还，不上循头，故无头痛。然风温病在少阴，温湿病在太阴，亦有痛者。盖痰与气逆，壅于膈中，则头上气不得畅，故太阴头痛，必有痰也，少阴头痛，气逆而足冷也。厥阴循喉咙之后，上连目系，与督脉会于巅，有头痛、干呕、吐沫，如吴茱萸汤一证，却无身热，与阳症不同。内因头痛有作止，其痛必轻。外因则常常痛，至入里方罢。

项 强

太阳恶风发热者，项强。兼寒湿而成痉者，亦项强。结胸者，项强如柔痉状。太阳少阳并病，心下硬，颈项强而眩。

体 痛

体痛有表有里，有寒有热，有风有湿。太阳身痛，但觉拘急。中湿身痛，不可转侧。阴毒身痛，体势沉重，状如被杖。热多寒少，尺脉迟者，荣血不足，先以黄芪建中汤养其血，尺脉回后，仍用柴胡等汤和解。发汗后，身痛，脉沉迟者，桂枝加芍药参姜汤主之。盖表邪盛则身痛，脉浮紧者是也。血虚亦身痛，脉沉微者是也。

胃实不大便 以下阳明

不大便、大便难、大便硬、燥屎，多见于阳明，可下者也。

然有表邪未罢，风湿相搏，宜先解表而后下之。口苦咽干，脉浮紧者宜和。便硬无所苦者，徐俟之，表解胃实，方酌下。喜忘者，有蓄血。下后脉数不解，消谷善饥，不大便者，有瘀血。

不得卧

不得卧，阳明正病也，然阴阳皆有之。汗为心之液，汗多则神昏，故不眠。大热则神不清，故不眠。大下则动血，心主血，故不眠。瘥后热气未散，阴气未复，故不眠。少阴本欲寐，或反不得卧，缘阳气入少阴经，非少阴本病也。至下痢厥逆，烦躁不得卧者死，以阳气不复故也。

自汗　盗汗　头汗　手足汗　无汗　不得汗

不发汗而自出，卫气不固也。伤风则发热自汗。中暍则汗出恶风而渴。湿甚者，汗多而濡。惟寒伤营而不伤卫，腠密无汗，乃传里为热，如腠理开通，汗亦自出矣。表实者，桂枝发散。表汗不止，轻则黄芪建中汤，重则桂枝附子汤。阳明自汗，恶热渴闭，宜调胃承气。小便不利，津液枯也，宜大承气。足冷，额上手背汗出，脉沉细，四逆汤，甚者四逆加参术桂枝。四肢冷，脉沉，身痛，大汗，人参四逆汤加桂枝、芪、术。自汗虽常症，或汗出发润，如油，如贯珠，凝而不流，皆不治。必手足俱周，遍身漐漐①然，汗出即热解，乃为佳兆。

盗汗睡则出，觉则止。虽病为阴虚，伤寒为半表半里。阳明潮热，脉浮而盗汗，宜黄芩汤、桂枝茯苓白术汤。三阳合病，目瞑则汗，为胆热，小柴胡汤、泻心汤。

头汗无三阴症。遍身有汗为热越，但头汗而身无汗，热不

---

①　漐漐（zhí直）：小雨不辍，形容微微出汗。

得越而上达也。邪但在表，则无头汗之症，必寒湿相搏，与邪在半表半里，乃有头汗。如瘀热在里，身必发黄，及热入血室与虚烦，或阳明被火，及水结胸数者，皆头汗，皆热不得越。故或吐或下以除其热，皆不得谓之逆。海藏曰：头汗出，剂颈而还，或额偏多者，皆血症也，培脾和血为主。或小便不利而成关格。若头汗者，阳脱也。湿家下后，额汗出而微喘者，亦阳脱不治也。

手足汗出，为热聚于胃，津液达四肢也。阳明谵语满闭，手足汗出，宜承气下。中寒不能食，水谷不化，手足汗出，吴茱萸汤、理中汤。

无汗者，或本无汗，发之而不得汗也。有寒邪在表者，太阳无汗而喘，不出汗而烦躁。阳明脉浮，无汗而喘，与刚痉无汗皆是也。有邪行里而无汗者，阳明无汗，小便不利，懊侬，身发黄，及发热无汗，渴欲饮水，无表症，人参白虎汤。与三阴为病，不得有汗是也。有水饮内蓄无汗者，如服桂枝汤，或下之，仍头痛发热无汗，小便不利，桂枝去桂加苓、术是也。有阳虚无汗者，经谓脉浮而迟，不能作汗，其身必痒是也。有肾气怯而不得汗者，经云：尺脉不足，营气不足，不可以汗，用真武汤，则微汗而解。当汗而三发之，不得者死。热病，脉躁盛而不得汗者死。有和解之症，误汗之不得者，一和解而汗自出，莫错认。

潮　热

潮热一日一发，如潮汐不失其期。阳明旺于未申，故日晡而热。若日三五发者，是发热，非潮热也。太阳潮热，少腹硬满而痛者，大陷胸汤。阳明潮热，手足汗，便硬而痛，大承气汤，不硬者先与小承气。潮热，大便利，胸腹满，小柴胡汤。

讝　语

讝语即谵语。谵语属阳，颠倒错乱，言出无伦，常对空独语，如见鬼状。经云：实则谵语是也。郑声，郑重频烦，虽谬而谆谆不已，此阳气虚微。经云：虚则郑声是也。如大便秘，小便赤，身热烦渴而妄言，乃里实也。小便如常，大便洞下，或躁，或反发热而妄言，乃阴隔阳也。里实宜下，调胃承气汤。躁甚，大渴喜饮，宜理中汤。阴隔阳，宜温胆汤、四逆汤。气虚脉软，宜补中益气、四君子汤。瘀血，大便黑，如狂，谵语，桃核承气汤。热入血室，小柴胡汤。

发　狂①

经曰：邪入于阳则狂。又曰：重阳则狂。伤寒热毒在胃，并于心，至热极而发狂，则少卧不饥，妄语笑起行，甚则悲怒号哭，逾垣上屋，皆独阳亢极，非大下不愈，宜大承气。有当汗不汗，淤热在里，下焦蓄血而然者，小便必利，特如狂而未至于狂，桃仁承气、抵当汤。有以火劫汗，烦躁惊狂，桂枝去芍药加龙骨牡蛎蜀漆，或救逆汤。有脉虚数，凉之转剧，必与参、术、归、芪。亡阳发狂而阴躁，回阳，参、附冷服。然目反直视为肾绝，汗出复热，狂不能食，皆不治。此症阳盛由阴虚，故有骨节疼者，阳明所云发狂汗出是也。《金匮》曰：阴不通者骨痛。经曰：阴不胜阳乃狂。热甚者，用硝一斤，研细，入凉水，用青布五方浸透，绞半干，搭前后心，热即渐减，得眠与汗便愈。

寻衣摸床

寻衣摸床有二：一由太阳以火劫汗，因成坏病，捻衣摸床，

---

① 发狂：原书目录中为"狂"。

小便利者生，不利者死。一由阳明里热之极，撮衣摸床，脉弦者生，涩者死。仲景有症无治法。钱仲阳《小儿直诀》云：手寻衣领捻物者，肝热也。《玉函》列此症于阳明部。盖阳明胃也。肝有热邪淫于胃，宜以承气下之，使肝平而得弦脉，则胃不受克，有可生之理矣。脉无力，无燥屎，必大补气血。娄全善治一振眴脉代者，补剂中加桂二分，亦振止脉和而愈。

渴

伤寒邪传里则渴，在表则不渴。三阳少渴而不甚，三阴多渴而甚。饮喜冷，阳也。饮喜温，阴也。渴欲饮者，不可多与，多则恐成动悸、水结胸、呕吐、肿满、下利也，当分六经而治。太阳表病不渴，热邪传入膀胱，则脉浮数，小便不利而烦渴，宜五苓散，切不可与白虎。阳明标热，无汗而渴者，与解肌，或六神通解散。脉洪数，恶热汗出而渴者，白虎人参汤，五苓不中与也。潮热谵语，烦渴，大便实者，大柴胡或承气下之。内未实，未可下，小柴胡增损酌用。少阳脉弦数，口苦而渴者，小柴胡去半加花粉。太阴自利则不渴，惟少阴有口苦而渴，小便白，脉沉者，四逆汤。少阴口燥而渴，脉沉而滑疾，或自利纯清水，大承气汤。脉沉细而虚者，泻心汤。厥阴则消渴，谓饮水多而小便少，热能消水也，少少与之。太阳太阴渴，宜利小便。阳明以利小便为戒，少阳则忌下。

呕　干呕　吐

呕者有物有声，干呕者有声无物，吐者有物无声。呕则有寒有热，吐则但寒无热。表邪欲传里，必里气上逆，故半表半里者多呕。《千金》曰：呕以生姜为圣药。谓散其逆气也。《金匮》曰：呕用半夏以去水。谓下其痰饮也。先渴后呕者，为欲解。先呕后渴者，为水停心下。太阳阳明合病，不利但呕，得汤反剧，俱葛根半夏汤。阳明寒呕，吴茱萸汤。太阳少阳合病，下利而呕，黄芩半夏生姜汤。口苦心烦喜呕，胸腹痛而呕，日晡热呕，俱小柴胡加姜、夏。潮热便闭而呕，大柴胡。太阴腹满痛，脉沉而呕，理中加姜、橘。少阴呕，厥脉沉，四逆加姜、橘、半。欲吐不吐，下利而渴，小便白，四逆汤。有水气，或咳而呕，真武去桂加姜。厥阴吐涎沫，茱萸四逆加橘、半。病解后，虚烦呕吐，竹叶石膏汤。干呕，水寒作病，小青龙发汗止水。热气内攻，小柴胡。

口苦咽干　口干　咽不利　口烂以下少阳

口为脾窍，舌为心苗，津为肾液。干苦，俱热而无寒，特有微甚耳。太阳咽干，不可发汗，恐伤津也。太阳足挛急，本应桂枝附子汤，误用发汗，致咽干烦躁，以甘草、干姜复其阳，非本治也。吐下后，表里俱热，恶风大渴，而舌干燥，白虎人参汤。渴而小便不利，五苓散。五六日不大便，燥渴潮热，腹硬满，陷胸汤。阳明口燥，漱水不欲咽，必衄，犀角地黄或黄芩芍药汤。汗下后，渴欲饮水，口燥者，人参白虎汤。脉浮紧，咽干，发热微喘，或用麻黄、小柴胡汤。少阳咽干目眩，小柴胡汤。少阴自利清水，色青，口干燥，大承气。厥阴厥逆，尺脉不至，咽痛，唾脓，下痢，难治，麻黄升麻汤。应下之症而误汗，必口伤烂赤。吴绶曰：少阴咽干，有急下以救肾水之例，然虚人水竭火燥，宜补中益气汤，倍加生脉散、花粉、知、柏，庶几可救。《医贯》用六味汤，亦通。

眩

眩者，目无常主。头眩者，俗谓头旋眼花。眩冒者，昏也。

伤寒初起，有头眩、眩冒者，皆汗下后所致，知其阳虚也，茯苓桂枝甘草汤。阳明头眩，不恶寒者，此风主眩也。少阳目眩，小柴胡汤。少阴下利不止，而时眩冒者死。吴绶曰：血虚头眩，四物加人参、天麻。痰火上攻，加酒芩、竹沥。阴虚头眩，补中益气加川芎、天麻。下焦元气脱，人参养荣，或大建中加天麻。易老曰：头旋目黑，非天麻不能除。

往来寒热

表邪则寒，里邪则热。寒为阴，热为阳。如疟者，作止有时。往来者，无定时，或日三五发，或十数发。热结在里，宜大柴胡。胸胁满，烦呕而悸，小柴胡。汗下后，胸胁满，渴而不呕，头汗心烦，柴胡桂枝干姜汤。大发汗则阳微，虽盛夏，欲着复衣。大下则阴弱，虽严寒，欲裸其身，此亡血之症。尚不省悔者，非人类也。

胸满　胁痛

邪传入里，必先自胸而胁而腹，故胸满多带表，胁满多半表半里，腹满多里症。在上者因而越之，故胸满宜吐。在下者引而竭之，故腹满宜下。太阳阳明合病，喘而胸满者，不可下，宜麻黄汤。下后脉促胸满者，桂枝去芍药汤。此皆表症。烦热胸满及痰壅者，栀子豉汤，以吐虚烦。瓜蒂散，吐痰实。胸满兼胁痛者，俱小柴胡汤。胸胁硬满，表解里未和者，痰隔于中，十枣汤。腹痛满不减，为里实，大柴胡。时减，为里虚，理中加枳术、厚朴。太阴误下，腹痛，桂枝芍药汤。腹痛而哕，土不胜水，漉漉有声，半夏茯苓汤加桂。小腹痛，小便自利，血结膀胱，抵当汤。身黄小腹痛，小便难，五苓散。阴囊厥冷，小腹痛，茱萸四逆汤。一切胸腹冷痛，葱白、姜捣和，热熨。

气痞，用小麦麸一二升，同枳壳炒热，去壳，以布包麸熨之，冷再易，甚效。

耳 聋

耳聋有二：一由发汗虚，一由少阳中风。太阴湿温症不可汗，汗则耳聋。少阳耳聋，目赤而烦者，不可吐下，吐下则惊悸。

阳 毒

阳毒症，因受邪深重，或失汗失下，或吐下后，邪热乘虚而入。或误投热药，致热毒散漫延烧。则六脉沉实，舌卷焦黑，鼻如烟煤，身面锦斑，狂言直走，逾垣上屋，皆其证也。五日可治，六七日难治。脉洪大，内外结热者，以布叠数层，新水渍之，稍捼去水，搭胸前，热即再换，甚者置病人于水中，热才退，亦良法也。诸方见发狂发斑门。

腹 满 以下太阴

腹满犹肚胀，诸经皆有，独太阴属脾土，故其症二十余条，有热有寒，有实有虚，有汗、吐、下、温、刺之异。腹满咽干，大小便秘，或潮热谵语，阳热也。腹满而吐，自利时痛者，阴寒也。表已解而犹寒热，邪未入腑者，尚浅。若大满实而有燥屎，为可下之症。腹满宜下，然满而不减者为实，方可下。时减为虚，不可下，当温药和之。汗后亡阳，胃虚壅滞而满，宜温散，厚朴生姜半夏人参汤。吐后邪不去，入胃而为实，故生胀满，调胃承气下之。海藏曰：少阴腹胀，六七日大小便遗，身体如冰，而脉沉数有力者，急下之，大承气汤。

腹 痛

邪传里，与正气相搏，则腹痛。太阳无腹痛，少阳有胁痛而无腹痛，阳明腹痛为实。三阴下利清谷，腹痛属寒。太阴腹痛分虚实，肠鸣泻而痛，虚也。便闭按之痛者，实也。阳脉涩，阴脉弦，太阴当腹痛，小建中汤，不愈，小柴胡。胸热腹痛，呕吐，黄连汤。五六日不大便，绕脐痛，大承气。汗下不解，腹满痛，大承气。大下后，六七日不大便，烦而腹痛，宿食也，大承气。腹痛肢重，小便不利，有水气，真武汤。少阴四逆，或咳或悸，或小便不利，腹痛泻，四逆汤。腹痛，便脓血，桃仁汤。里寒外热，厥逆，脉微，反不恶寒，面赤腹满，通脉四逆汤。厥阴，四五日腹痛，若转气下趋少腹，欲下痢也，四逆汤。小腹痛，属厥阴经分，宜当归四逆加吴茱萸。厥逆者，四逆加吴茱萸。陶华有以冷水试腹痛寒热之法。夫不能审症辨脉，而以冷水与饮，曾有阴症入口即毙者。不读仲景书，而习此呓语，所谓惟庸故妄也。

发 黄

黄为湿土之色，惟太阴、阳明二经有之。外不得汗，内不得小便，热蒸湿而外见也。然有寒湿发黄，一身尽痛，如熏黄而晦。有湿热发黄，一身无痛，如橘黄而明。蓄血发黄，必兼腹痛，小便利，如狂也。热者里结，小便难，汗不得越，黄而明，大便闭者，茵陈蒿汤。小便难者，五苓加茵陈、栀子。湿者身痛，黄而暗，胃苓汤加茵陈。大便闭，茵陈蒿汤。寒湿发黄，身疼发热，头痛鼻塞，脉大，防葛甘桔茵陈姜。痞气发黄，半夏泻心汤加茵陈、枳实。结胸发黄，陷胸加茵陈。蓄血发黄，桃仁承气汤。内伤寒发黄，调中汤加茵陈。阴症发黄，脉沉迟，厥冷呕闷，或面赤足冷，阴躁，欲坐泥水井中，理中或四逆加茵陈。凡治阴症黄，盆盛热水，病人坐于上，布拖水洗之，甚妙。发黄，寸口近掌无脉，鼻出冷气，或直视摇首，为心绝，或口黑柔汗为脾绝，皆不治。

但欲寐嗜卧 以下少阴

卫气寤则行阳，寐则行阴。阳虚阴盛则目瞑，阴主合也。故太阳脉浮细，嗜卧，外已解也。其余口燥咽干，欲吐不吐，自利而渴，皆但欲寐，皆少阴病也，随症依法治。

咽　痛 口燥、咽干已附太阳口苦咽干条

太阳、阳明，咽痛各一症，悉属热。太阳用半夏散，阳明用四逆散加桔梗。少阴咽痛有六症，热者四，寒者二。热用猪肤汤、甘草汤、桔梗汤、苦酒汤、半夏散。寒用桂枝汤、干姜汤、真武汤、四逆汤。厥阴咽痛一，但热，用桔梗汤。凡咽痛皆热，独少阴有寒症二：一为汗多亡阳，故用姜、附以复阳温经。一为阴盛格阳，故用通脉四逆以散阴通阳。

吐 详阳明呕吐条

《活人》云：吐有冷热二症。寸口脉数，手心热，烦渴而吐，以有热在胃脘，五苓散主之。寒多，不饮水而吐者，理中去术，加生姜主之。病人直患呕吐而脚弱，或疼，乃是脚气，当做脚气治。

吐　利

太阳少阳合病，头胁痛，利而呕，黄芩加半夏生姜汤。心中痞硬，吐利者，大柴胡。太阴吐利，不渴，《活人》云，宜理中汤。少阴有十余症。吐利、厥逆、烦躁者，吴茱萸汤。咳而呕渴，烦不眠者，猪苓汤。腹痛，四肢重痛，小便不利，吐利者，真武去附子生姜汤。其余或汗出亡阳，或咽痛，或烦躁，或脉不至诸症，仲景不言治法，总忌汗下，宜温经为主。脉紧

为未解，脉迟不欲食为未解，食自①可者，欲解。霍乱另载。

下　利

　　自利者，不因攻下而泄泻也。有表有里，有寒有热，宜详审。太阳表不解，有水气，或咳，或渴，或噎，或小便不利，或腹满而利，小青龙汤。外症未除而数下，遂挟热而利，桂枝人参汤。太阳阳明合病，自痢，葛根汤。太阳少阳合病，自痢，黄芩汤。太阳少阳并病，下之成结胸，痢不止，浆水不下，心烦，生姜泻心汤。太阳桂枝症，下之痢不止，脉促喘而汗，表未解也，葛根黄芩黄连汤。太阳二三日不能卧，心下结，脉微弱者，寒也。下之而利止，必结胸，未止复下之，此协热痢也，黄芩汤。痞满呕烦，复下之，痞益甚，此非结热，胃虚气逆也，甘草泻心汤。汗解后，心下痞，胁下有水气，腹雷鸣，下痢，生姜泻心汤。下痢头痛，心下引胁下痛，干呕短气，汗出不恶寒，表解里未和也，十枣汤。十三日，过经谵语，热也，当下之。若小便利，大便当硬，而反利，脉和，知以丸药下之，非其治也。自痢当脉微，今反和者，内实也，调胃承气。下后痢不止，身痛，急当救里，四逆汤。身痛，清便自调，急当救表，桂枝汤。下痢，心痞，复下之，利不止，治以理中，痢益甚，此痢在下焦，宜赤石脂禹余粮汤。以上太阳

　　阳明潮热，便溏，胸满，小柴胡。无表里症，发热七八日，脉浮数者可下，下后脉数不解，而痢不止，必便脓血，仲景无治法，或黄芩汤、柏皮汤主之。阳明少阳合病而痢，脉滑而数，有宿食，大承气。阳明

　　十三日不解，胸胁满而呕，潮热微痢，此本柴胡症，下之

---

① 自：原作"目"，据文义改。

不痢，今反痢者，误以丸药下之也，先以柴胡解表，后用芒硝。

太阴自痢不渴，脏寒也，四逆汤。脉弱自利，设当行芍药、大黄者，减之，胃弱故也。脉浮缓，手足温，当发黄，小便利者，不发黄。七八日虽暴下痢，必自止，以脾家实，腐秽当去也，或曰宜平胃散加穿山甲。太阴

少阴欲吐不吐，自利而渴者虚，故引水自救，小便白，虚寒也，四逆汤。下痢咽痛，胸满心烦，猪肤汤。四逆，泄痢下重，四逆散。咳而呕渴，心烦不眠，猪苓汤。利纯清水，心痛口燥，大承气。痢脓血，桃花汤。腹痛，或小便不利，或咳，或呕，四肢重痛而痢，此为水气，真武汤。痢清谷，里寒外热，厥逆，脉微，反不恶寒，面赤，或腹痛咽痛，或呕，或利止脉不出，通脉四逆汤。下痢脉微，白通汤。厥逆无脉，干呕烦者，白通加猪胆，脉暴出者死。少阴脉紧，至七八日下痢，脉微，手足反温，脉紧反去，为欲解，虽烦自愈。少阴

热利下重，与欲饮水者，皆热也，俱白头翁汤。大下后厥逆，寸脉沉迟，下部脉不至，咽喉吐脓血，痢不止，为难治，麻黄升麻汤。脉浮而迟，表热里寒，下痢清谷，四逆汤。大热汗出，内拘急，四肢疼，厥逆恶寒，下利，四逆汤。下利清谷，不可攻表，汗出必胀满，四逆汤。下利清谷，汗出而厥者，通脉四逆汤。先厥后发热而痢者，必自止，见厥复痢，四逆汤。脉沉迟，面少赤，身微热，下痢清谷者，必郁冒汗出而解，下虚必微厥，四逆汤。厥阴

气上冲心 以下厥阴

气上冲者，腹里气时上冲也。此汗吐下之后，邪犹在表故也。痓病，气冲咽喉，亦由误汗吐下所致。病如桂枝症，头不

痛，项不强，痞气上冲者，瓜蒂散吐之，以未经汗下，膈实有寒也。往来寒热者，奔豚。阴拘挛者，阴阳易。卒口噤者，刚痉。俱气上冲，并有症治在后。气撞心疼，吐蛔者，厥阴本病也，乌梅丸、桂枝去桂加茯苓白术汤。

饥不欲食

太阳病，腹中饥，口不能食，以医误吐之也，此为小逆。阳明下后，懊憹，饥不欲食，头汗出者，栀子豉汤。厥阴饥不欲食，食必吐蛔者，胃中冷也，先服理中丸，次服乌梅圆。戴全善曰：胃中冷，必吐蛔，人皆知为阴也。亦有阳证吐蛔者，竟以冷剂取效。

厥

厥者，四肢逆冷也。邪在三阳，则手足热。至太阴，为手足温。少阴，则逆而不温。厥阴，则冷之甚也。厥逆俱为寒冷，却有阴阳之殊。热极厥逆者，阳极似阴也。寒极厥逆者，独阴无阳也。太阳止有二症，皆误表所致。如太阳脉浮自汗，便数，心烦，足拘急，与桂枝解表便厥，咽干烦躁，吐逆，甘草干姜汤。太阳误服大青龙，则厥逆。阳明脉滑而厥者，里热也，白虎汤。三阳合病，腹满身重，面垢遗尿，发汗则谵语，下则额汗逆冷，白虎汤。少阴吐痢，厥冷，烦躁，吴茱萸汤。少阴四逆，或咳，或悸，或小便不利，或腹痛泻痢，四逆汤。厥逆无脉，干呕烦者，白通加猪胆。下痢厥逆脉微，或痢止脉不出，通脉四逆汤。病人厥冷，脉乍紧者，邪结在胸中，心满烦，饥不能食，当吐之，瓜蒂散。厥而心下悸者，宜先治水，后治其厥，不尔，水渍入胃，必作利也，茯苓甘草汤。大下后，寸脉迟，厥冷，下部脉不至，吐血利不止者难治，麻黄升麻汤。厥寒，脉细欲绝，当归四逆汤。

　　按：冷厥者，初得病日，便四肢逆冷，脉沉微而不数者，外见诸寒症，理中、四逆等汤酌用。热厥者，初病必身热头痛，外见诸阳症，至四五日方厥，必厥后热，热复厥，脉虽伏而重按必滑，其人或畏热，或饮水，或扬手掷足，躁不眠，或手足冷，掌心犹温，或时指爪温，或腹有燥屎，或大便秘，小便赤。《活人》曰：此阳症似阴热也。白虎、承气，随症用之。更有伤寒失下，血气不通而厥，此伏热也，亦用承气。尸厥，形静厥冷，状如死人，有刺法、灸法，今人不能用，大抵四逆为稳。

少腹痛

　　脐下为少腹，身半已上，同天之阳。身半已下，同地之阴。清阳出上窍，浊阴出下窍。故在上满者，气也。在下满者，溺与血也。邪结在下焦，则津液不通，血气不行，小便不利者，溺涩症也，小便利者，蓄血证也。二者皆热病。唯冷结膀胱少腹一症为寒病，必手足厥冷可辨。太阳发热，呕而咳，小便不利，少腹满，小青龙去麻黄加茯苓。太阳发狂，热在下焦，少腹痛，小便利，下血乃愈，抵当汤。太阳发黄，小便利，如狂者，抵当汤。太阳发汗而下，不大便五六日，舌燥渴，潮热，心下至少腹痛不可近，大陷胸汤。太阳热结膀胱，如狂下血，当先解外，外解而少腹急结，桃核承气汤。厥阴冷结膀胱，手足冷，小腹满，或用真武汤。胁中素有痞，痛引少腹入阴筋者，名脏结，不可汗吐下。

囊　缩 仲景无治法，后贤补之

　　扁鹊曰：舌卷囊缩者死。孙真人曰：阴阳易病，卵缩则舌吐出死。盖厥阴危候也。女子则乳头缩。有热极而缩者，宜下。冷极而缩者，宜温。《活人》云：厥阴病，其脉微浮为欲愈，不浮为未愈，宜小建中汤。脉浮缓者，必囊不缩，外症必发热恶寒似疟，为欲愈，宜桂枝麻黄各半汤。若尺寸俱浮短者，必是囊缩，毒气入腹，宜大承气下之。厥逆，爪甲青，二便闭，附子四逆加茱萸汤。

阴　毒

王履曰：仲景书虽有阴毒之名，其症不过面目青，身痛如被杖，咽喉痛而已，并不言阴寒极甚，其方亦不过升麻、甘草、当归、鳖甲，并非大温热之药。是仲景所谓阴毒，乃感天地恶毒之气，入于阴经耳。后人遂以阴寒极甚者当之，乃引面目青、身痛数语并言之，却用附子散、正阳散。夫阴寒症，虽亦可名阴毒，然终非仲景立言之意。此症今人见之，唯有咨嗟束手而已，知其名者尚少，况详辨而用药者，更无人矣。后贤温经诸方，一一详载，以警聋瞽，亦有激云然也。

活人阴毒甘草汤　治阴毒身重，背强，腹绞痛，厥冷，唇青面黑，脉沉细而疾，身如被杖，咽痛。

炙草　桂枝_{去粗皮}　升麻　当归_{各五钱}　雄黄_{二钱半}　川椒_{去闭口者，炒去汗及子，五钱}　鳖甲_{两半，酥炙}

水煎服，如人行五里许，覆取汗出即愈，未汗再服。

退阴散　治阴毒逆冷，脉沉细，头痛腰重，连服三服。

川乌　干姜

等分，炒，研极细末，每服一钱，盐水煎，去渣热服。

海藏白术散　治阴毒伤寒，心闷烦躁，四肢厥逆。

川乌_{炮，去皮尖}　桔梗　附子_炮　白术　细辛_{各一两}　干姜_{炮，两半}

为末，白滚汤调下一钱匕。

还阳丹　治阴毒面青肢冷，心躁腹痛。

硫黄二钱

末之，新汲水调下二钱。良久，或寒或热，汗出瘥。

葱熨法 以葱一大把，扎如臂大，切去根及叶，存白二寸许，如饼大，先烘一面热，放病人脐上，以火斗熨之，坏即易三四饼，热气透入，手足温，有汗即愈。

又法 先以射半分许填脐内，葱、姜捣烂饼，贴脐熨之。

海藏麸熨法 用麸皮醋拌炒热，布袋蒸熨，更速更效。

回生神膏 治男女阴毒伤寒，外接法。

牡蛎煅粉　干姜各二钱

研极细，男病用女唾，女病用男唾，少则加姜汁。调妇人手心内，擦热，男紧掩二卵上，女紧掩乳头上。盖为男女之根蒂，坎离之分也，得汗可愈。

凡用外治法，必内服上项诸药方效。古方多用针灸，不便于时，略之。

诸经补遗

汗后不解

伤寒必应汗而汗，何故不解。然汗分三阳，太阳更有三种之异。若用药不分经络，则有邪在筋骨而汗出皮毛，此邪深汗浅，卫解而营不解者。或十分之邪，而去五分之汗，此邪重汗轻者。或体虚之人，急遽发汗，如淋如洗，元气伤而营气竟未周者。汗既不解，必表邪入里，传变多端。汗后脉大如疟，再发汗，麻黄汤。汗后心烦痞硬，呕吐，大柴胡汤。大汗烦渴，脉大，白虎人参汤。汗后恶热发热，实也，调胃承气。汗后不可更行桂枝，汗出而喘，无大热，麻黄杏仁甘草汤。脉浮汗出，小便不利，微热消渴，五苓散。脉数烦渴，五苓散。汗后腹胀满，厚朴人参生姜汤。汗过多，心悸欲得按，桂枝甘草汤。汗后恶寒，表虚也，芍药附子甘草汤。发热汗出不解，心悸肉瞤，真武汤。汗后身热脉沉，桂枝加芍药人参新加汤。汗出热不去，内拘急，肢冷下痢，恶寒，四逆汤。汗后悸，欲作奔豚，桂枝甘草大枣汤。太阳汗漏不止，恶风，小便难，肢苦屈伸，桂枝加附子汤。

下后不解

太阳桂枝症，医下之，利不止，脉促表未解，喘而汗，葛根黄连黄芩汤。服桂枝，或下之，仍头痛发热，无汗，心下满，小便不利，桂枝去桂加茯苓白术汤。下后，脉促胸满，桂枝去芍药汤。微恶寒者，去芍药方中加附子。凡药下之，身热，微烦，栀子干姜汤。下后，热不去，心中结痛，或懊侬而烦，俱栀子豉汤。有燥屎者，大承气。下后，心烦腹满，坐卧不安，栀子厚朴汤。过经十余日，二三下之，呕不止，微烦，大柴胡下之。六七日大下后，寸脉沉迟，厥逆下痢，脉不至，难治，麻黄升麻汤。

汗吐下后不解

或邪气壅寒①未尽，或乘虚入里，当细辨其表里虚实而治之。若过经者，以一日传一经，七日为一候，十三日乃再传经尽也。汗下后，胸胁满结，头汗出，寒热心烦，柴胡桂姜汤。汗吐下解后，痞硬噫气，旋覆代赭汤。发汗复下，脉浮者，当解外，桂枝汤。发汗复下，仍不解，烦躁者，茯苓四逆汤。大汗大利而厥，四逆汤。下后复发汗，昼烦夜静，脉沉微，不大

---

① 寒：据文义当作"塞"。

热，干姜附子汤。汗后复吐下，食入口即吐，黄连黄芩人参汤。汗吐下后，虚烦颠倒，懊憹，栀子豉汤。吐下后，十余日不大便，潮热，独语如见鬼，捻衣摸床，脉弦者生。谵语者，大承气。吐下后，腹胀，邪热入胃，调胃承气。吐下后微烦，小便数，大便硬，小承气。吐下后，结热在里，恶风大渴，舌干燥，白虎人参汤。吐下后，心满，气上冲，头眩，脉紧，身振摇，茯苓桂枝甘草汤。

喘

气急息数，张口抬肩者，曰喘。成无己曰：肺主气，形寒饮冷则伤肺，故其气逆而上冲。华佗曰：盛则为喘。盖言肺中之邪火盛耳。戴全善曰：太阳有喘嗽，麻黄或桂枝汤。阳明有喘无嗽，有嗽，非正阳明也。阳明内实不大便，腹满潮热而喘，大柴胡加厚朴、杏仁，或大小承气。少阳有嗽无喘，有喘，非少阳也。其嗽者，宜小柴胡加五味、干姜。阴喘，惟少阴有之。若四肢重痛，利而喘者，真武汤去芍药，加五味、干姜、细辛。厥逆，利而咳，四逆加五味、干姜。利而呕渴，喘嗽者，猪苓汤。凡热盛，有痰喘者，忌汗下，小柴胡加瓜蒌、二母，胸满加枳、桔。心下有水气，干呕发热而咳喘，小青龙去麻黄加杏仁。停饮满结，喘死者众，五苓散或陷胸丸。

短　气

短气者，气急而短促，似喘而不抬肩，似呻吟而无痛也。表证短气，骨节痛，汗出恶风，身肿，为风湿，甘草附子汤。腹满胁痛，脉弦大，无汗，嗜卧，身黄小便难，潮热，小柴胡汤。里症短气，若表未解，手足汗出，或潮热，大承气。若表解，痞硬干呕，短气者，十枣汤。汗吐下后，气虚脉微短气者，人参益气汤。阴症，脉沉细，逆冷恶寒，四逆加人参汤。饮多水停，短气烦闷，茯苓甘草汤。

身　重

身重有风湿，有风寒，有寒湿俱见，有火逆，有易病，有三阳合病，悉属阳症，非若身疼兼有三阴里寒症也。惟少阴有四肢沉重一症，真武汤。

难转侧

三阳合病，腹痛，身难转侧，汗出者，白虎汤。下后，胸满烦惊，谵语，身不可转侧，柴胡牡蛎汤。风湿相搏，身疼不能转侧，脉虚而涩，桂枝附子汤。

面赤　面垢　面青

太阳有面热色，二阳并病，面缘缘正赤，阳明面合赤色，皆表邪，宜发散解肌。少阳目赤，宜和解。少阴厥阴，虽有赤色似阳，只是兼化而已。三阳合病有面垢，不可汗下。太阳汗后，发热恶寒，肤瞤面青，难治。

坏　病

太阳坏病，《论》只曰，知犯何逆，随症治之。转少阳坏病①，亦曰，知犯何逆，以法治之。盖所谓逆者，或不当汗下，或汗下过甚者，非更感异气，变为他病也。随症治以法者，谓详审所逆，而以药挽之，不可再误，更不可苟且听之也。《是斋》方，凡阴阳症不明，或投药误坏者，用好人参一两，银石器煎一盏，新水沉冷，一服尽后，汗不自他出，只在鼻梁尖上，涓涓如水，诸病悉退。苏韬光曰：侍郎方丈，曾以此救数十人，

---

① 病：原作"痛"，据文义改。

无不立验。王使君宰清流①，有车倅②之子妇，伤寒已成坏病，服人参一味便安。细按此法，盖病已成坏，即邪有未清，必阴阳大虚，重用人参峻补，所谓回元气于无何之乡者是也。鼻属脾，为肺窍，汗出鼻尖，阳气外通，胃气上达，所谓有胃气则生是也。传者云千不失一。愚意即十可活一，亦不失利济之意。其如无力者，势难辨参，有力者，眯③心庸工，欲诳其财，必簧口见阻，仅存其说而已。

振战栗

振者，身微动，正气虚寒，不能与邪争，此气血俱虚，筋骨失养，宜大补气血，人参养荣之类。战者，身大动，正气胜而邪争，当汗出而解。然本不虚者，竟自汗出，并不战也。栗者，心动，表虚内不固，则邪气入而内栗，宜大建中汤。如但栗而不战，竟成寒逆者，不救。

筋惕肉瞤

经云：阳气者，精则养神，柔则养筋。汗出津枯，少阳气大虚，则筋肉失养，故惕惕而跳，瞤瞤然而动也。宜温经益阳，如真武之类。又吐下后，复发汗，筋脉动惕者，久而成痿。发汗复下之，及烧针肤瞤者，不治。二者逆之甚者也。

惊 悸

惊者，心恶热而神不守，故触事惊骇。如误下烦惊，谵语身重，柴胡加龙骨牡蛎。火劫亡阳惊狂，桂枝去芍药加蜀漆牡蛎龙骨救逆汤。悸者，筑筑不自安。有气虚而悸，有停饮而悸，

---

① 清流：地名，位于福建省西部。
② 倅（cuì翠）：副职。
③ 眯：通"迷"。迷乱。《淮南子·缪称》："故若眯而抚，若跌而据。"

有汗下后而悸者。心悸而烦，小建中。少阴病，四逆或悸者，四逆散加桂，是气虚也。饮水多，心下悸，是停饮也。太阳发汗多，叉手自冒心，心下悸。下之，心下悸，不可发汗。少阳吐下则悸而惊，此汗下挟邪而悸也，其治或镇固之，或化散之。惟饮之为悸，虽有余邪，必先治水，以水停无所不入，恐生他症耳，亟与茯苓甘草汤。

烦

烦者，烦扰也，烦热也，为热而烦，无时或歇，非若发热之或作止也。经有烦、微烦、烦热、复烦、反烦、烦满、烦痛、烦渴、胸中烦、心中烦、内烦、虚烦、大烦欲解，皆以烦为热者，然阴寒亦有烦也。在表而烦者，有脉浮恶风寒，体痛之症。在里烦者，有潮热谵语，不大便，腹满，小便赤涩之症。半表半里烦者，有寒热往来，胸胁疼痛之症。邪在胸膈以上烦者，有胸满、懊侬、欲吐之症。阴寒而烦者，有恶寒而蜷，下利厥逆，脉微吐蛔之症。大烦欲解者，其脉必和，脉不应者难治。足冷脉微者，此阴症之烦也，人参附子亟温之。内伤劳役，阴虚大动而烦者，必身蜷、自汗、尺脉虚，补中益气加生地、门冬、知柏之类。虚烦，胸中烦，心中烦，不因乎汗吐下者，是传经之邪，不作膈实，多用温解，小柴胡汤、黄连阿胶汤、猪肤汤是也。邪结胸中为膈实，与瓜蒂散。阳明心烦，调胃承气，此烦之实者也。大抵先烦而后悸，是热。先悸而后烦，是虚。若脉和大烦，目内际黄者，为欲解。

烦 躁

烦，第烦扰，谓胸中郁烦也。躁则愤躁，气外热躁也。盖烦，阳火也。躁，则阴火矣。有邪在表而烦躁者，如太阳不汗出，用大青龙是也。有邪在里而烦躁者，如不大便，绕脐痛，有燥屎是也。有火劫而烦躁者，如火熨背，大汗而热入胃是也。有阳虚而烦躁者，如昼烦夜静，干姜附子汤、茯苓四逆汤是也。有阴盛而烦躁者，少阴吐利厥冷，吴茱萸汤是也。有不烦而躁者，为阴盛格阳，欲坐泥水中，饮水不得入口，《活人》用霹雳散者是也。凡但烦不躁，及先烦后躁者，易治；但躁不烦，与先躁后烦者，为难治。许学士曾治一疾，六脉沉伏，头痛烦躁，指冷胸满，医只用调气药。许曰：此阴中伏阳也。仲景法中无此证。用热药，则为阴所隔绝，不能导引真阳，用冷药，所伏真火，必愈消烁。须破散阴气，导达真火之药，使水升火降，则得汗而解。遂以破阴丹二百粒，作一服，冷盐汤下，即烦躁狂热，其家大骇。许曰，此俗所谓换阳也。须臾略睡得汗，身凉而病除矣。

破阴丹

硫黄　水银各一两　陈皮　青皮各五钱

将硫入铫内化开，次下水银，用铁箸搅不见星，倾入茶杯细研，再入二皮末，面糊为丸，如桐子大。烦躁，冷盐汤下。阴症，艾汤下。

懊　憹懪即恼字，古通用

成无己曰：心中郁郁不舒，愦愦无奈，比烦闷而甚者，懊憹也。由下后表之阳邪内陷，结伏于心胸也。治法或吐，或下，苟当下，反吐，疗热以寒，则变症百出矣。

咳　嗽

有声无痰为咳，有声有痰为嗽。吴氏曰：凡表寒咳嗽者，脉浮而恶寒，身疼拘急、无汗，麻黄或三拗汤汗之。痰吐如胶者，金沸草散汗之。若有热者，参苏饮去木香、人参，加桑皮、杏仁、麻黄汗之。虚弱人，冒风寒而咳嗽者，有痰，或恶风头痛，干呕，人参杏仁汤。少阳脉弦，口苦发热，咳嗽，小柴胡去参、枣、姜，加五味、干姜。若发热胸烦满而咳，加炒瓜蒌。胸胁痛满而咳，加枳壳、桔梗。阴症手足冷，脉沉细而咳，四逆加五味。

按：仲景治嗽，不分阴阳，俱用五味、干姜。盖五味收肺气而止嗽，干姜温肺而散逆气也。

直视　目睛不了了

直视者，视物而睛不转动，睛转者非也。《针经》曰：五脏六腑之气，皆上注于目而为之精。邪气壅盛，冒其正气，精神不上荣于目，则目直视。伤寒至此，邪气已极。故狂言直视为肾绝，直视摇头为心绝，直视谵语与下利者，俱不治。或寻衣摸床，惕而不安，或微喘直视，皆危候也。目不了了，视物见一半不见一半，有内实、不大便者，可下之。内虚者，亦难治。

郁冒　昏愦

郁为郁结而气不舒，冒为昏冒而神不清。经曰：诸虚乘寒者为厥。郁冒不仁，口急不能言，战栗也。骆龙吉用附子汤，倍人参、天麻、干姜之类。又，太阳汗下，表里皆虚，因冒，汗出自愈，不得汗，不解者，人参三白汤加川芎、天麻，脉微者加附子以温肾固本也。凡此皆谓虚寒所致，然有失下热极，致身冷脉微，昏冒欲绝者。王金坛曰：余云衢太史，形气充壮，饮啖兼人。辛卯六月患热症，身不甚热而扬掷手足，昏不知人，脉微细欲绝。有谓阴症宜温者，有谓当下者。余谓阳病见阴脉，本不治，然素禀如此，又酷暑外烁，酒炙内炎，宜狂热脉洪，而此何为者，岂热气怫郁不得伸而然耶？且不大便七日，姑以大柴胡下之。时大黄止二钱而用熟，太医力争以为少，不若用大承气。余曰：如此脉症，岂容峻下，待柴胡不应，而调胃或小承气、大承气未晚也。服药后，大便即行，脉已出，手足温矣。复以黄连解毒汤，数服而平。刘河间曰：伤寒失下热极，致身冷脉微，昏冒将死。若亟下之，则残阴暴绝而死，盖阳气复竭而然也。不下亦死。宜凉膈散，或黄连解毒汤，养阴退阳，积热渐以宣散，则心胸自暖，而脉渐以生。

鼻鼾　鼻鸣

成氏曰：风温为鼻鼾，太阳中风则鼻鸣。由风寒壅塞①卫气也。阳明、少阳、三阴，虽亦有中风，然邪不在表，故鼻不鼾、不鸣。

小便不利

汗后不利，津亡于外也；下后不利，津耗于内也。热症、痞症、黄症不利，热郁也。太阳表不解，心下有水气，干呕，小便不利，脉浮，五苓散，不浮者，猪苓散。饮多心悸，小便少，茯苓甘草汤。服桂枝后，仍发热无汗，小便不利，桂枝去桂加茯苓白术汤。发汗漏不止，小便难，桂枝加附汤。身黄，小腹满，小便不利，茵陈汤。小便不利，大便乍难乍易，大承气。少阳胁痛，心悸，小便不利，小柴胡。胁满，头汗，心烦，小便不利，柴胡桂姜汤。胸满烦惊，小便不利，谵语，身重，柴胡加龙骨牡蛎。太阴腹满自利，小便不利，脉沉者，理中合五苓，再加厚朴、木香，小便利而大便自止。厥阴寒闭，脉伏

---

① 塞：原作"寒"，据文义改。

囊缩，小便不利，四逆加通草、茯苓，或用葱熨法。《活人》云：阴症小便不利，但宜返阴丹，不宜冷滑药。

小便自利　小便数

自利者，六经俱有，但分表里寒热。便数者，三阳有表有里，三阴无此症。太阳表症，脉沉微，反不结胸而发狂，热在下焦，小便利，为津液内竭，屎虽硬，不可攻，蜜导。小便利而出汗，下痢清谷，脉微，四逆汤。脉浮自汗，小便数，心烦恶寒，足拘急甚，不可攻，桂枝加甘草干姜汤。脉浮则胃气绝，涩则小便数，大便难，其脾为约，麻仁丸。太阳汗吐下后，微烦，小便数，大便硬，小承气。

遗　溺

三阳合病有遗尿，风温有失溲，下焦蓄血有小便自利，皆热症也。然《内经》曰：膀胱不利为癃，不约则遗溺。又曰：水泉不止者，膀胱不藏也。盖肾与膀胱，相为表里，肾虚则膀胱不约，故有邪中下焦，逆冷妄出，四逆汤、附子汤加益智之法。厥阴囊缩遗尿者，四逆加吴茱萸。东垣又谓此肺金虚，当补肺气。大抵热甚者易治，肺虚肾虚，亦可治，惟肾绝遗尿，则为下焦气绝。

噫　气

噫，俗作嗳，胃气虚弱，饱食息也。伤寒由误汗吐下，胃弱而不和，虚气上逆，下利者，生姜泻心汤。不下利者，旋覆代赭。脉弱神困，四君加枳、砂。

哕

气上逆而冷呃者为哕。有因胃热失下者，其气从胃至胸嗌间。易老治法，内实大便硬者，承气下之。便软者，泻心汤。

胃虚有热者，橘皮竹茹汤。有痰者，半夏泻心汤或茯苓半夏汤。若胃冷者，橘皮干姜汤、理中汤加丁香。有气自脐下直冲胸嗌者，由下虚伏阴，或误寒凉，遂冷极于下，迫其相火上冲，病人自觉烦热，他人按之则肌冷，乃无根失守之火散乱为热。若投凉药，入口则败矣。《活人》用羌活附子散、加味附子汤，急温其下，庶几真阳一回，呃逆自止也。外以硫黄、乳香嗅之。

扁鹊方

丁香　柿蒂各一分　甘草　良姜各五分

煎半杯，热服，极效。

动　气

筑筑然跳动于腹者是也。五脏皆有动气，病人或有痞积而后感寒，妄汗妄下，必动其气。动气在右，肺病也。误汗则衄，先服五苓，次竹叶汤。误下则燥干眩悸，人参白虎加川芎。动气在左，肝病也。误汗则眩，筋惕肉瞤，先服防风白术牡蛎汤，汗止，小建中汤。误下腹内拘急，身虽热而蜷卧，先服甘草干姜汤，次小建中。动气在上，心病也。误汗而气上冲，李根汤。误下则掌握烦热，身冷汗泄，竹叶汤。动气在下，肾病也。误汗则目晕、恶寒、吐，先服大橘皮汤，吐止，小建中。误下腹满头眩，下清谷，甘草泻心汤。

按：一身之气起于丹田，与左乳下虚里穴相应。此症由真阴失守，气不藏蓄而鼓动者也。仲景但禁汗下，不言治法，独霍乱条中云，脐上筑者，肾气动也，用理中丸去术加桂治之，则明示脾肾症矣，宜直救真阴以纳气。

漱水不欲咽

此症有阳明热甚，逼血妄行者。有内寒燥渴，无根之火上冲者。阳明身热，头疼口燥，漱水不咽，必衄血，脉微者，犀角地黄汤、茅花汤。不寒热，唇燥口干，漱水不咽，小便多，为瘀血，必发狂。轻者，犀角地黄、桃仁承气汤，甚者抵当汤。少阴脉沉细，肢冷躁渴，漱水不咽，四逆汤。下痢，厥逆无脉，呕渴，漱水不咽，白通加猪胆、人尿。厥阴蛔厥，欲凉水浸舌及唇，不欲咽，理中加乌梅。

衄

肺主气，开窍于鼻，气血为风热而上逆，故杂症以衄为里热，伤寒以衄为表热，成流者，不须服药。如太阳脉浮紧，发热无汗而衄者愈，盖红汗而解也。点滴者，邪犹在经，当散其邪。太阳衄症二条，八九日不解一条，麻黄汤主之一句，应在当发其汗之下，不可误认。其第一条麻黄汤，盖因脉浮紧，不发汗而致衄，必表症具在，则发散其经中之邪，使不得迫上妄行也，岂犯衄家发汗之戒耶？故《活人》云：脉微者，黄芩芍药汤、犀角地黄汤。戴全善曰：衄已而热不退者，升麻葛根汤、败毒散、阳旦汤为稳。烦渴者，五苓散、竹叶石膏汤。

吐 血

伤寒吐血，皆因误汗下，并火灸而致。服桂枝汤吐者，必吐脓血，黄芩汤、麻黄升麻汤。咽痛吐血，面赤如锦纹，为阳毒，升麻鳖甲汤。少阳误汗动血，俱不治。

便脓血

太阳便血，因误发淋家所致，利小便则愈，猪苓汤。阳明热入血室，小柴胡加归、地、丹皮。少阴痢脓血，桃花汤。大抵热症常八九，寒症居二三。《要略》云：阳症内热，则下鲜血。阴症内寒，则下紫黑如豚肝也。阳症脉数有力，可用苦寒。数而无力为虚热，当用甘温。若阴症脉迟无力，为难治。

蓄　血

身黄如狂，屎黑喜忘，皆蓄血症也。许学士云：血在上则喜忘，在下则如狂。然必心下两胁少腹有硬满处，按之则痛。更问其小便，如不利者，乃津液留结，为水与气也，用五苓加减。若小便利者，合之喜忘如狂诸症，则蓄血无疑。轻则桃仁承气，重则抵当汤与丸，在上者，犀角地黄。

蜷

屈缩不伸，为阴寒之象，虽阳经见此，亦必用温经，如桂枝、附子是也，况三阴厥逆、下痢诸症，四逆、真武之类，其可缺诸？

四肢拘急

拘急与蜷，似为有间①，然亦阴寒所致，寒主收故也。如太阳表症与风湿相搏而拘急者，仲景亦设桂枝加附、甘草附子汤。若阴经里症，霍乱之候，更可知矣。

瘛　疭

瘛者，筋急而缩。疭者，筋缓而伸。与婴儿之发搐相似，乃心火肝风，相煽动摇也。有不因汗下所致者，宜平肝木、降心火，佐以和血，如羌活、柴、芩、黄连、归、芍、川芎、天麻之类。兼痰者，加竹沥、南星、半夏。风邪急搐，加全蝎、僵蚕。若汗下后多日，传变为虚极生风，须小续命汤，有汗去麻黄，无汗去黄芩，或大建中汤加减。汗出露风，汗不通流，变为筋脉挛急者，宜牛蒡根汤。或风湿被火，发黄如惊痫者，宜葳蕤汤。若瘛疭戴眼，大汗出，不流者，为太阳绝；无力，

①　间：差别。

抽搐者，为肝绝，皆不治。

肿

肿有三：大阳风湿相搏，宜治湿，甘草附子汤。阳明耳前后肿者，宜刺。大病差后，腰以下肿者，宜利小便，牡蛎泽泻散。或曰病后足肿者，调饮食自愈。一方用金毛狗脊煎汤洗，甚效。

身热恶寒　身寒恶热

丹溪曰：身大热，反欲得近衣者，表气虚，不足以自温，恐是阴弱，阳无所附，飞越而出，发为大热耳，当做阴虚治之。《活人》云：热在皮肤一条，经无治法，宜先与阴旦汤，次以小柴胡，温其表，加桂枝。又云：表热里寒者，脉须沉而迟，或微厥，下利清谷，所以阴症亦有发热者，四逆或通脉四逆。丹溪曰：身大寒，反不近衣者，恐是邪在表，不能发热，而邪郁肤腠，故不欲近衣，当作郁病治之。《活人》云：寒在皮肤一条，经亦无治法，宜先以白虎人参汤除热，次以桂枝麻黄各半解其外。又云：表寒里热者，脉必滑而数，口燥舌干，所以少阴恶寒而蜷，自烦，不欲厚衣，用大柴胡下之而愈。

百　合

百合病者，无分经络，百脉一宗，悉致病也。人常默默然，欲食不能食，欲卧不能卧，欲行不能行，或有时闻食臭，如寒无寒，如热无热，口苦，小便赤，脉微数，诸药不能治，得药即吐利，状如神灵。每溺时头痛者，六十日愈。溺时头不痛，淅淅然者，四十日愈。溺时快然但头眩者，二十日愈。

《活人》云：多因伤寒大病之后，变成奇疾也。大病者如漆黑。

百合知母汤 治发汗后。

百合七枚，擘　知母三两，切

先将百合水浸一宿，滤干，更以井水二杯，煎一杯，去渣，再以井水二杯，煎知母一杯，去滓，和百合汁同煎，取一盏半，分温再服。

滑石代赭汤 治下后。

百合七枚，擘　滑石三两，绵包　代赭石弹子大，打碎，绵包

将百合浸煮如前，取汁一盏，再将二味另煎，亦如前法，合煎一盏，分温再服。

百合鸡子汤 治吐后。

百合七枚，擘　鸡子黄一枚

将百合浸煎如前，取汁一升，入鸡子黄搅匀，再煎至五分，服。

百合地黄汤 治不经汗吐下者。

百合七枚，劈　地黄一升

浸煎百合如前，另煎地黄汁一杯，和匀再煎，分温服。中病止后服。

百合滑石散 治发热者。

百合一两　滑石三两

共为末，饮服方寸匕，日三服。微利热止，勿再服。

瓜蒌牡蛎散 治渴不瘥者。

瓜蒌根　牡蛎

等分，为末，饮服方寸匕，日三服。

百合散 治一月不解，变成渴疾。

百合　瓜蒌根各一两　牡蛎煅，研粉　麦冬去心　山栀炒，各七

钱半　甘草五钱

上㕮咀，每服五钱，入生姜一钱，竹叶七片，水煎服。

渴者用百合一两，炒黄为末，每服二钱，米汤下。又用百合一升，水一斗，渍一宿，洗身，洗已食饼，勿用盐豉。

卷 二

太 阳

经云：太阳者，巨阳也，为诸阳主气。应天道之居高而卫外，在肤表之第一层。寒冬属膀胱司令。凡运行于肤表者，皆膀胱津液随太阳之气，而周六经之外藩，润经络而和营卫者也。津液不足则腠理不固，风寒暑湿得以乘虚而入。太阳之属膀胱者，此之谓耶？然前人未经阐发。

黄仲连曰：太阳所感不一，传变多端，治法有汗、吐、下、温、和解并刺诸法。盖以证有轻重，脉有浮沉，定宜随症用药。如发热恶寒，脉浮紧，麻黄汤。自汗恶风，脉浮缓，桂枝汤。项背几几，汗出恶风，桂枝加葛根。脉微而恶寒，桂枝麻黄各半汤。热多寒少，脉微弱者，桂枝二越婢一汤。脉浮紧，汗出，小便数，心烦恶寒，脚拘急，桂枝加附子汤。汗后发汗，漏不止，四肢急，亦桂枝加附子汤。服桂枝大汗出，脉洪大者，与桂枝如前法。若如疟状，日再发，桂枝二麻黄一汤。更有大小青龙、五苓、葛根、茯苓甘草汤之类，共汗剂二十七汤，治五十九证，详细精密如此。今人但奉冲和汤为鸿宝，并去白术、黄芪、地黄，揽入荆、防、柴、葛，以为可以藏拙，可以赚钱，可以避怨。然则，只就太阳之五十九证但有一证，二十七汤但有一方耶？是可忍也，孰不可忍！只就二十七方，细思何故异同，便可悟入。

病有发热恶寒者，发于阳也。无热恶寒者，发于阴也。发于阳者，七日愈。发于阴者，六日愈。以阳数七、阴数六也。

阳经受病，则发热恶寒，谓一时并见者也。阴经受病，则无热恶寒，谓先恶寒而徐发热，如后条所云或未发热是也。阳常有余，故六日虽遍六经，至七日而解。阴常不足，故六日遍六经而即解。

太阳之为病，脉浮，头项强痛而恶寒。

经云：尺寸俱浮者，太阳受病。太阳之脉络头下，项强痛者，表邪干之也。恶寒，该恶风而言。此条举太阳之总病，以后凡称太阳病者，括头痛等症在内。凡证但有一毫头痛，即为表未解。

伤寒一日，太阳受之，若脉静者，为不传。颇欲吐，若烦躁，脉急数者，为传也。

脉静者，太阳自和，故知不传。欲吐者，即少阴之欲吐不吐也。烦躁者，感阴寒之气则躁，感君火之气则烦。脉急数者，诸急为寒，诸数为热，皆寒热相搏之故，安得不病进而传。

伤寒二三日，阳明、少阳证不见者，为不传也。

不传而竟自愈者，有之。不传而未解，留太阳一经者，有之。

风伤卫

太阳病，发热，汗出，恶风，脉浮①缓者，名为中风。

中风犹伤风也。营在内为阴，卫在外为阳，风性亦属阳，故从卫而入，则卫病而发热，不恶寒而恶风也。卫不能固其外，则腠理疏而汗出也。伤寒脉紧，伤风脉缓者，寒性劲急，风性解缓故也。

---

① 浮：《伤寒论·辨太阳病脉证并治上》无"浮"字。

太阳中风，阳浮而阴弱，阳浮者，**热自发**，阴弱者，汗自出，啬啬恶寒，**淅淅恶风**，**翕翕发热**，鼻鸣干呕者，桂枝汤主之。

阳浮阴弱，与下文卫强营弱同义。阳浮者，风属阳，阳邪入内，脉必外浮。阳主气，气郁则蒸热壮捷，不待郁闭而即发热也。阴弱者，营属阴，营无邪助，则阴弱。阴主血而为汗，阴弱不能内守，故不待盖覆而汗自出也。啬啬恶寒，内气馁也。淅淅恶风，外体疏也。虽寒与风并言，义重恶风，恶风未有不恶寒者，互文也。翕翕发热，气蒸湿润之热与伤寒之干热不同也。鼻鸣，邪壅塞也。干呕，邪上逆也。桂枝辛甘，用以解表，犹恐表虚汗不止，更用芍药酸收，不令走泄阴气，甘草、姜、枣，和营卫而行津液。古圣人惜汗如惜金，肆行发表者，何无忌惮？

桂枝汤

桂枝　芍药酒洗　生姜三两, 古之一两即三钱三分　炙甘草二两
大枣十二枚, 劈

分两多，随时酌减，后仿此。用水七升，微火煮取三升，去渣，适寒温，先服一升。古之一升即今之一盏。

服已，须臾啜热粥一盏余，以助药力，覆令一时许，遍身漐漐微似有汗者益佳，不可如水淋漓，病必不除。若一服汗出病差，停后服，不必尽剂。若不汗，更依前法。又不汗，后服少从容其间，令三服尽。若病重者，一日一夜服，周时观之。服一剂尽，病证犹在者，更作服。若汗不出者，乃服至二三剂。禁生冷、腻滑、肉、面、五辛、酒酪、臭恶等物。

许仲徽曰：《伤寒论》中，中风用桂枝，伤寒用麻黄，营卫两伤用青龙，三者如鼎立，确有分辨。若能审证审脉用之的当，

自可立时解散，何至纠缠传变。若卫伤而治营，营伤而治卫，营卫两伤而治一遗一，与夫已汗而复汗，未汗而误下，毫厘一差，千里弊谬矣。

按：伤卫伤营全在有汗无汗，分别详明，法极应验。有谓麻黄、桂枝，长沙专治冬月正伤寒，不宜春夏者，其说作俑于宋人，狂吠于陶节庵，不知有医中之圣者久矣。忆予先君子曾暑月乘凉，冒风发热，头痛汗出而脉浮缓，时年八十有四矣。若信里中名医，用羌、防发表，加香薷、藿香，为风暑兼顾稳当之法，岂不大误？幸我友翁子璜溪，竟进以桂枝汤，一剂而汗止热退，其病如失。夏月之桂枝不禁，则麻黄亦不可因证而施乎？予用是大声疾呼，谓仲景书不可不读，仲景法不可不遵，以正千百年相传之误。

太阳病，发热汗出者，此为营弱卫强，故使汗出。欲救邪风者，宜桂枝汤主之。

卫受风，则得邪助而强。营不受寒，则无邪助而弱。营弱非血虚之谓也。

病常自汗出者，此为营气和，营气和者，外不谐，以卫气不与营气和谐故耳。以营行脉中，卫行脉外。复发其汗，营卫和则愈，宜桂枝汤。

营不受病，故曰和。卫自受风，汗出，故曰不共营气和。桂枝发汗，正所以和营卫而使相谐也。玩此二条，营卫之分，了然心目，岂有莽用表药之理？

病人脏无他病，时发热自汗出而不愈者，此卫气不和也，先其时发汗则愈，宜桂枝汤主之。

脏无他病，谓审其别无病因，但表中风邪。汗出不愈，必是卫不和也。伤寒之热无间断，惟伤风时热时止，汗亦有时作止。先其时者，谓前热方退，后热未来，急服桂枝，邪自速愈也。

太阳病，外症未解，脉微弱者，当以汗解，宜桂枝汤。

外症未解，谓头痛项强犹在也。脉微弱，必体虚而为时已久。仍从解肌，见不可下，亦不可重发汗。

太阳病初服桂枝汤，反烦不解者，先刺风池、风府，却与桂枝汤则愈。

认清是中风症，而服桂枝反热闷者，必一无微汗，风邪无出路耳，再与桂枝必自愈。刺法久不行，可不用。

太阳病，外证未解者，不可下也，下之为逆，欲解外者，宜桂枝汤主之。

病在外而治内，故为逆，此明示不可下之禁。

太阳病，先发汗不解，而复下之，脉浮者不愈。浮为在外，而反下之，故令不愈。令脉浮，故知在外，当须解外则愈，宜桂枝汤主之。

已下而脉仍浮，幸未变证也，故宜亟解其外。

桂枝本为解肌，若其人脉浮紧，发热汗不出者，不可与也。常须识此，勿令误也。

明是寒伤营之脉与症，宜麻黄发汗，岂可误投解肌之药？

凡服桂枝汤吐者，其后必吐脓血也。

桂枝辛甘入胃，服之而吐，必其人素有湿热，热与湿相搏而上逆也，上焦郁蒸败浊，故吐脓血，或黄芩汤、麻黄升麻汤酌用。

若酒客病，不可与桂枝汤，得汤则呕，以酒客不喜甘故也。

辛甘主发散，独不宜湿热之人，故酒客得汤即呕，则宜用辛凉、辛苦之药，此举一例余意。

太阳脉浮大，问病者，言但便硬耳。设利之，为大逆。硬为实，汗出而解。何以故？脉浮，当以汗解。

未经解肌，或解而未尽，其脉浮大者，大似阳明，浮则仍在太阳，故病者但言便硬，无腹满、心下硬痛诸里症。若下之，则邪必内陷而结胸及痞。汗出而解者，解其脉浮，斯无虑乎硬为实也。

欲自汗①者，必当先烦，乃有汗而解。何以知之？脉浮，故知汗出解也。

《尚论》曰：天地郁蒸而雨作，人身烦闷而汗作，气机之动也。然苟非脉浮，则烦为内入之兆，岂能汗解？宜细心辨之。

风家，表解而不了了者，十二日愈。

风邪已去，未得遽宁，正气未复也，宜静养以俟，不可欲速生事。

中风发热，六七日不解而烦，有表里证，渴欲饮水，水入则吐者，名曰水逆，五苓散主之。

中风而不为解肌，汗自出者，徒耗津液。表症则发热仍在，里症则烦渴入腑。水入吐者，素有积饮之人，涌溢而拒格也。二苓甘淡，入肺而通膀胱为君，白术苦温，燥湿健脾为臣，佐以泽泻之甘咸，桂枝之辛热，引入膀胱以化其气，桂更去风以和表，使得汗而解，则内外俱平矣。表已解，邪传里而烦渴者，用白虎。表未全解而渴者，用五苓。盖太阳为经，膀胱为腑，泻膀胱之热即所以解太阳之邪。故杂症用肉桂，伤寒用桂枝。

---

① 汗：《伤寒论·辨太阳病脉证并治中》作"解"。

五苓散

猪苓　茯苓　白术各十八铢，每铢一分三厘八毫　泽泻一两六铢半①　桂半两

五味为末，以白饮和服方寸匕，日三服。

太阳病，发汗后，大汗出，胃中干，烦躁不得眠，欲得饮水者，少少与饮之，令胃气和则愈。若脉浮者，小便不利，微热消渴者，五苓散主之。

误发汗而津液耗，致阳明腑症具见。饮水贵少者，防其吐，又恐其停心下也。少饮和胃而愈者，此必外症多而腑热未甚也。若脉浮则外症仍在。小便不利，饮多便少为消渴，则膀胱气伤，腑症已急，不得不从两解之法矣。

发汗已，脉浮数，烦渴者，五苓散主之。

浮数，表未去也，烦渴，里热也，仍用两解法。

病在阳，应以汗解之，反以冷水噀之灌之，其热被劫不得去，弥更益烦，肉上粟起，意欲饮水，反不渴者，服文蛤散。若不差者，与五苓散。

身热宜汗解，反以冷水噀灌，逼热内入，宜益烦而肉粟起也。欲饮而反不渴，明是邪传少阴，故以文蛤之咸寒，润阴泻阳，如或不差，则用五苓散，入膀胱腑以解之。

文蛤散

文蛤五两

一味为散，以沸五合，和一钱匕服。

身热，皮粟不解，欲引衣自覆，若以水噀之、洗之，益令

---

① 一两六铢半：《伤寒论·辨太阳病脉证并治下》作"一两六铢"。

热不得出①，当汗而不汗，则烦。假令汗已出，腹中痛，与芍药三两，如上法。

前条因灌水而致皮粟，此则早已皮粟，引衣自覆。阳虚如此，而复以水嚏洗之，宜其烦也。烦为不汗之故。假令以桂枝汤汗之，汗已出而腹痛，必嚏洗遏其热，而引阳内陷也。桂枝汤重加芍药者，和其痛也。

发汗后，水药不得入口为逆，若更发汗，必吐下不止。

言发汗者，不宜汗而误汗者也。其人素有痰饮，津液亡而阻塞清阳之气，则邪气上逆而水不入也。更汗之，必津液愈伤，水饮愈逆，上吐而下泄，肺与大肠为表里也。

伤寒汗出而渴者，五苓散主之。不渴者，茯苓甘草汤主之。

汗出，中风症也。渴者，热入膀胱。气不化而水道不出，故用猪、泽以渗水，白术以生津。不渴者，表邪多而腑邪尚少，故桂枝汤去芍药，加茯苓，而使内外俱解也。

茯苓甘草汤

桂枝　茯苓　甘草②各二两　生姜三两

水四升，煮二升，分三服。

太阳病，小便利者，以饮水多，必心下悸。小便少者，必苦里急也。

饮水多而小便利，必水不内蓄，但阳邪未散，水停心下，故心悸也。小便少者，邪热在内而消水，故云里急。

太阳病三日，已发汗，若吐，若下，若温针，仍不解者，

---

① 益令热不得出：《伤寒论·辨太阳病脉证并治下》作"益令热却不得出"。

② 甘草：《伤寒论·辨太阳病脉证并治上》作"炙甘草一两"。

此为坏病，桂枝不中与也。观其脉症，知犯何逆，随证治之。

三日为三阳传变之时，已发汗而未解，故又吐、又下、又温针而仍未解，则反覆叠误，必气血败坏，非桂枝证矣。何逆，必究其汗、下、针何者之逆，方可随症挽救。向有羊肉汤温补治阴症，鳖甲散清凉治阳症，恐亦未可混施。

太阳病发汗，汗出不解，其人仍发热，心下悸，头眩，身瞤动，振振①欲擗地者，真武汤主之。汤在少阴篇

此误发汗之尤者也。阳虚之人，汗多而心血虚，则如鱼失水，必跃然悸也。虚阳内冒，故头眩。汗多液少，不能荣养筋肉，故筋惕惕而跳，肉瞤瞤而动也。振振欲擗地者，无可置身，似欲擗地而入其内也。试观婴孩汗出过多，神虚畏怯，合面偎入母怀者，非振振欲擗地之明验乎？真武汤治少阴腹痛、下利诸症，太阳亦用之者，以虚阳上越，使姜、附回阳以降真火，苓、术补土利水而疗心悸，芍药敛阴而和营卫。

太阳病，发汗，遂漏不止，其人恶风，小便难，四肢微急，难以屈伸者，桂枝加附子汤。

遂漏不止，更误于汗出不解矣。腠理开，则恶风。汗多亡津，则小便难。津液不能荣养筋脉，则四肢难屈伸。此症阴阳俱虚，与前条亡阳者微有别，故用桂枝以祛风敛液，再加附子急藉回阳，防变生不测也。

桂枝加附子汤

桂枝　芍药　生姜各三两　甘草二两②，炙　大枣十二枚　附子一枚，炮，去皮，破

---

① 振振：战栗。
② 二两：《伤寒论·辨太阳病脉证并治上》作"三两"。

水六升，煮三升，适寒温，服一升。若一服汗止，停后服。

发汗后，身疼痛，**脉沉迟者**，桂枝加芍药生姜各一两人参三两新加汤主之。

误汗而阳气暴虚，身疼痛，则邪犹未尽也。血虚者亦身疼，故浮缓之脉，变为沉迟，以荣气不足，血少故也。桂枝仍用解肌，佐以人参，则扶正气以固表。加芍与姜，一取敛阴，一取散邪，专为误汗肝虚者设。

新加汤

桂枝　人参各三两　芍药酒洗　生姜各四两　炙草二两　大枣十二枚

水七升，煮三升，服一升。

发汗后，**腹胀满者**，厚朴生姜甘草半夏人参汤主之。

厚朴生姜甘草人参汤。

厚朴去皮，炒　生姜　半夏①制，各半斤　甘草炙，二两　人参一两

水一斗，煮三升，温服一升，日三。

治胀满而用朴、姜、半夏。今之纸费者，谁不摇笔便写？第中风发汗后，别无他症，则外已解而胀满，必由津液耗，脾胃虚，岂厚朴利气、半夏开郁虚，虚而能奏效者乎？用人参以扶正气，犹畏风者以附子回阳。此理甚明，如顽石之不点何？

发汗后，其人脐下悸者，欲作奔豚，茯苓桂枝甘草大枣汤主之。

奔豚，肾之积也，其状如豕突，气从少腹上冲心而痛也。欲作奔豚者，气在脐下，筑然而动也。汗为心液，发汗多而正

---

① 半夏：《伤寒论·辨太阳病脉证并治中》作"半夏半升，洗"。

气馁，肾气发动，则将上凌心火矣。重用茯苓以伐肾邪，桂枝能泄奔豚，甘草、大枣培土补脾而制肾者也。甘澜水，取其轻活速走者，直趋于肾耳。

茯苓桂枝甘草大枣汤

茯苓半斤　桂枝四两　炙草二两　大枣十五枚

甘澜水一斗，先煮茯苓减二升，内诸药，煮二升，服一升，日三。取水二斗，置大盆内，以杓扬之不计遍，水上有珠数百相逐，取用之。

发汗过多，其人叉手自冒心，心下悸，欲得按者，桂枝甘草汤主之。

汗多血虚，亡阳也。胸中阳气不足，故叉手冒心，心悸而欲得按，似与前诸症为甚，乃不用附子者，未见恶寒也。不加人参者，脉不沉迟也。去芍药，恐酸寒而阴盛也。去姜、枣，不须温散也。桂枝辛，走肺而益气。甘草甘，入脾而缓中。收阴补阳，二物足胜任矣。

桂枝甘草汤

桂枝四两，去皮　甘草一两①，炙

水三升，煮一升，温服。

未持脉时，病人叉手自冒心，师因教试令咳，而不咳者，此必两耳聋无闻也。所以然者，以重发汗，虚故如此。

阳虚耳聋与少阳邪盛耳聋者迥异，宜亟固其阳，或曰黄芪建中汤。

太阳病，当恶寒发热，今自汗出，不恶寒发热，关上脉细数者，以医吐之故也。一二日吐之者，腹中饥，口不能食。三

---

① 一两：《伤寒论·辨太阳病脉证并治中》作"二两"。

四日吐之者，不喜糜粥，欲食冷食，朝食暮吐。以医吐之所致。此为小逆。

太阳解肌，全不伤关上脾胃，若妄用吐法，虽不恶寒发热，已得发散之意。然脉细则虚，数则热。方中行曰：一二日太阳病，腹中饥，阳能下谷也，不能食，胃受伤也。三四日不喜粥，阳明病胃虚也，欲冷食，阳明恶热也。朝之寅辰，少阳未病，故能食。暮之申戌，阳明胃伤，故吐。曰小逆者，阳明虽入腑，犹属阳经也。

太阳病吐之，但太阳病当恶寒，今反不恶寒，不欲近衣，此为吐之内烦也。

内烦不欲近衣，虽显虚热之症，较之脾胃伤而脉细数者尚轻，然涌吐最伤津液，亦医之过也。

太阳病，桂枝症，医反下之，利遂不止，脉促者，表未解也。喘而汗出者，葛根黄芩黄连汤主之。

葛根黄连黄芩汤

葛根半斤①　甘草炙　黄芩②各二两　黄连三两

水八升，先煮葛根，减二升，内诸药，煮二升，分两服。

误下而利不止，邪在太阳者，未入阳明之经，已入阳明之腑，所以脉促而上冲则喘，下奔则泄。不用桂而用葛者，就阳明而疏达其表，加芩、连以荡涤其热，所谓因势利导也。

太阳病，下之，其气上冲者，可与桂枝汤，用前法。若不冲者，不可与也。

误下者，宜下利而竟不利，所以邪气上冲也。若但以桂枝

---

① 半斤：《伤寒论·辨太阳病脉证并治中》作"八两"。
② 黄芩：《伤寒论·辨太阳病脉证并治中》本方中黄芩为"三两"。

解表，其在内者何自而泄？故即加于前所用下药之内，使表邪外出，里邪内出，即桂枝大黄汤之妙用也。若不上冲，则不必表里两解。

太阳病，外证未除，而数下之，遂挟热而利，利下不止，心下痞硬，表里不解者，桂枝人参汤主之。

桂枝人参汤 即理中汤加桂枝

桂枝　甘草炙，各四两　白术　人参　干姜各三两

心下痞硬，实症居多，故表解而下利。心下痞者，里实也，宜泻心汤。汗出不解，呕吐而下利，心下痞者，亦实症也，宜大柴胡汤。不下利，表不解而心痞者，则先解表而后攻痞，皆与此症不同。此症因误下而利不止，则表未除而里已虚，故仍用桂枝以解之，理中以和之，学者宜细心参互。

太阳病，下之后，脉促胸满者，桂枝去芍药主之。若微恶寒者，去芍药方中加附子汤主之。

误下脉促，似以与上条服芩、连同，然不下利汗出，而但胸满，则阳邪上郁，几有结胸之患，幸满而不痛，故以桂枝亟散太阳之邪，去芍药者，恐领阳邪下入而成腹满耳。

桂枝去芍药汤

桂枝　生姜各三两　甘草炙，三两①　大枣十二枚

水七升，煮三升，服一升。

桂枝去芍药加附子汤②

桂枝　生姜各三两　甘草炙，二两　附子一枚，煮去皮，切

水七升，煮三升，服一升，一服恶寒止，停服。

---

①　三两：《伤寒论·辨太阳病脉证并治上》作"二两"。

②　桂枝去芍药加附子汤：《伤寒论·辨太阳病脉证并治上》此方还有"大枣十二枚"。

恶寒曰微，未至阳虚欲脱也。然误下则大伤脾胃之气，亦用附子回阳，同于误汗治法也。惟误汗之恶寒，必藉芍以敛阴。误下之恶寒，正恐其入于阴而去之耳。

太阳病，下之微喘者，表未解故也，桂枝加厚朴杏仁汤主之。

桂枝加厚朴杏仁汤

桂枝　芍药　生姜各三两　甘草炙，二两　大枣十二枚　厚朴二两　杏仁五十粒，去皮尖

水七升，煮三升，服一升后，汗出病瘥，止后服。

同一误下，前条气上冲者，表邪已下陷，故仍用前下之药，入桂枝两解之。此条特微喘，则用桂枝以解表，杏、朴以散结下气。斟酌轻重，宜曲体其苦心。

喘家，作桂枝汤，加厚朴、杏子仁。

凡有喘者，皆宜服此汤，不特误下后也，故申言之。

太阳病，二三日，不能卧，但欲起，心下必结，脉微弱者，此本有寒分也。反下之，若利止，必作结胸。未止者，四日复下之，此作协热利也。

不能卧而但欲起，则阳邪逼处于上，故知心下结，或素有寒饮停于膈上，必见微弱之脉，下之必致利。利止者，必结于胸。不止而复下之，虽不结胸，而热利何时得止。

太阳病，先下之而不愈，因复发汗，以此表里俱虚，其人因致冒，冒家汗出自愈。所以然者，汗出表和故也。里未和，然后下之。

冒，小儿头衣也。表里虚而致冒，谓昏迷如物蒙蔽也。汗出自愈，未明言发汗之法。然后下之，亦不指何方，盖示人随时施治之意。《尚论》云：表无过桂枝，里无过大柴胡、五苓。

王金坛云：里未和，坊本作"得里和"，或增"未"字，而又不去"得"字，传讹可笑，以宋本正之。

大下之后，复发汗，小便不利者，亡津液故也，勿治之，得小便利，必自愈。

大下复汗，一误再误，而小便不利。勿治之者，切勿更利其小便也。

太阳病，下之，其脉促，不结胸者，此为欲解也。脉浮者，必结胸也。脉紧者，必咽痛。脉弦，必两胁拘急。脉细数者，头痛未止。脉沉紧者，必欲呕。脉沉滑者，协热利。脉浮滑者，必下血。

脉促为阳气在表，虽下而不陷于里，故不结胸。然曰欲解，则似待微表而解之者，非遂能解也。若脉浮，则外邪正炽，下必乘虚而结于胸矣。脉紧、咽痛，属少阴，下多亡阴之故。脉弦、胁急，风木失荣之故。细数者，热邪未散，故头痛未止。沉紧者，邪已入阴而犹未深，故上逆而呕。沉滑，则阳邪入里而下利。浮滑，则邪干营分而下血。总是太阳误下所致，其种种不同者，由素禀之强弱，邪之深浅也。业斯术者，可肆行攻伐乎？

寒伤营

太阳病，或已发热，或未发热，必恶寒，体痛，呕逆，脉阴阳俱紧者，名曰伤寒。

中风即发热者，风为阳也。寒邪郁久而后热，有服表药后增发热者，盖领邪外出，病必易解，无里症故也。仲景恐见恶寒，身重，呕逆，误认为直中阴经，故以已热、未热预为道破。恶寒曰必者，言发热有迟早不一，而营虚恶寒则必即见者也。

体痛者，气病则麻，血病则痛也。呕逆，胃口畏寒而涌逆也。关前为阳，关后为阴，寒气强劲，则三关皆急疾也。凡见恶寒即为在表，此是要诀。

太阳病，头痛，发热，身疼，腰痛，骨节疼痛，恶风，无汗而喘者，麻黄汤主之。

头、身、腰、骨疼痛，即上文体痛之应。恶寒者必恶风。《内经》曰：风寒客于人，使人毫毛毕直，皮肤闭而为热者，寒在表也。无汗正对伤风之有汗，见相反分辨处。寒邪外束，阳气不得宣达，则必无汗而壅塞，故令作喘。李时珍曰：麻黄发汗，实发散肺经火郁之药。桂枝解肌，实理脾救肺之药。

麻黄汤

麻黄三两，去节，滚醋汤略浸片时　桂枝二两，去皮　炙草一两杏仁七十粒，去皮尖

以水九升，先煮麻黄，减二升，去上沫，内诸药，煮取二升半，去滓，温服八合。覆取微似汗，不须啜粥，余则如桂枝法。

麻黄之形，中空而虚，其味辛温而薄，空则能通腠理，辛则能散寒邪，故为君。监以桂枝，取其解肌，佐以杏仁，取其疏气。加甘草者，辛甘发散，而且甘以缓之也。

温粉方

白术　藁本　川芎　白芷

研为细末，每末一两，入米粉三两，和匀，扑周身止汗。若汗过多，恐亡阳而厥逆，恶风烦躁，不得眠，故以此粉扑之。汗者，血也。风寒壅蔽于内，不得不用表散，而不可过多。仲景云：取微似汗，不须啜粥。有汗不可尽剂。谆谆告诫，真救世善心也。医者从不敢用此方，然荆、防、羌、葛，独可轻投

频试乎？服药后盖覆，亦须厚薄增减适宜，细细预嘱之。

脉浮者，病在表，可发汗，用麻黄汤。

伤寒脉宜紧，不紧而浮，知邪在表而欲散也，乘其散而发之。

脉浮而数者，可发汗，用麻黄汤。

数有欲传之势矣，幸尚带浮，则犹未入里，故亟散之。

伤寒发汗解，半日许复烦，脉浮数者，可更发汗，宜桂枝汤。

服麻黄而汗解，已半日许矣，非有余邪未尽，忽然烦而脉浮数，此必汗后体虚，复有感冒之故。桂枝解肌，而又能敛阴，所以用之。可更发汗上疑脱一"不"字，此书传讹甚多，识者参之。

伤寒不大便六七日，头痛有热者，与承气汤。其小便清者，知不在里，仍在表也，当须发汗。若头痛者，必衄，宜桂枝汤。

六七日不大便，明是里热，故虽头痛，亦宜承气下之。特因小便清，则里无热而仍在表，故宜发汗。便清而头痛，邪不在下而盛于上，故知必衄，宜与桂枝也。承气四方，随症酌用。

太阳病，脉浮紧，无汗，发热，身疼痛，八九日不解，表症仍在，此当发其汗。服药已微除，其人发烦目瞑，剧者必衄，衄乃解。所以然者，阳气重故也。麻黄汤主之。

服药已微除者，谓除发热头疼之势也。而忽焉烦而目瞑者，盖迁延八九日之久，则邪重而药力尚浅。衄者，经云：阳络伤必血外溢也。既云衄乃解，何故复用麻黄？予甚疑之。张兼善云：麻黄汤主之五字，应在当发其汗之下。疑义相与晰，方是善读书人。

太阳病，脉浮紧，发热，身无汗，自衄者，愈。

无汗而邪热上逼，则自衄而邪从血解矣。曰愈，言不可发汗，遵经之禁也。

伤寒脉浮紧，不发汗，因致衄者，麻黄汤主之。

衄后禁发汗，而仍用麻黄汤，必衄不过点滴，脉仍浮紧故也。如衄成流而脉微者，《活人》云：宜黄芩芍药汤。或云：麻黄散其营中之热，非治衄也。

伤寒二三日，心中悸而烦者，小建中汤主之。呕家不可用建中汤，以甜故也。

悸属阳气虚，烦属阴血虚，气血两虚，必温健中州，使荣卫和而津液行，邪方不得深入。倍芍药者，酸以收阴，阴收则阳自归附也。加饴糖者，甘以润土，土润则万物生也。仍用桂、姜，藉以散邪也。呕家忌甜，可类推。

小建中汤①

桂枝　生姜各三两　芍药六两，酒洗　甘草二两②　饴糖一升

水一升，煮三升，内饴糖熔化，作三次服。

脉浮紧者，法当身疼痛，宜以汗解之。假令尺中迟者，不可发汗。何以知之？以营气不足，血少故也。

邪之所凑，其气必虚。肾为血脉之原，未有肾虚而营血足者，未有营虚而发汗可解者。东垣曰：当以小建中和之。和则邪自解，俟尺中有力，乃汗之可也。

脉浮数者，法当汗出而愈。若下之而身重心悸者，不可发汗，当自汗出乃解。所以然者，尺中脉微，此里虚，须表里实

---

①　小建中汤：《伤寒论·辨太阳病脉证并治中》此方有"大枣十二枚"。

②　二两：《伤寒论·辨太阳病脉证并治中》作"三两，炙"。

便自汗出，乃愈。

虽浮数而尺微，是为阴虚之人，必待津液和而后汗出，此亦先建中之意。观此三条，可悟扶正祛邪之法。

伤寒，发热头痛，微汗出，发汗则不识人。熏之则喘，不得小便，心腹痛。下之则气短，小便难，头痛项强。加温针则衄。

伤寒本无汗，今微汗者，必阳虚之人也。误汗之而不识人，膀胱气伤也。熏之而火邪入内，则上逆下塞。下之则中气伤，津液渗于大肠。针之则火炎而逼血上行。四者皆在所禁，此亦示人以小建中之法也。

发汗后，恶寒者，虚故也。不恶寒，但热者，实也。当和胃气，与调胃承气汤。

汗后不恶寒，必表已解矣，而但热者，非内实而何？《内经》曰：热淫于内，治以咸寒，佐以苦甘。芒硝咸寒以除热，大黄苦寒以荡实，加甘草，缓之也。

发汗后，饮水多者必喘，以水灌之亦喘。

喘，肺病也。饮水，冷伤肺也。灌洗，形寒伤肺也。惟汗后体虚之故。

咽喉干燥者，不可发汗。

少阴之脉络于喉，发汗则津液愈耗。

淋家不可发汗，发汗必便血。

膀胱蓄热而淋，复汗以逼其血，则血愈不循经而从便出矣。

疮家，虽身疼痛，不可发汗，汗出则痉。

疼痛为寒伤营之症，然疮家营血必虚，更发其汗，则外风重感，必至颈项强，手足张而成痉。痉亦膀胱病也。

衄家不可发汗，汗出必额上陷脉紧急，目直视不能眴，不

得眠。

血从鼻来，鼻通于额，故血枯而额陷。肝受血而能视，肝虚所以直视。不能眴者，不得瞑，所以不得眠也。此皆发汗而虚虚之咎，故脉紧急为正衰邪炽之象。

亡血家不可发汗，发汗则寒栗而振。

血属阴，汗属阳，亡血已，亡阴矣，发汗而更亡其阳，安得不现寒象乎？

汗家重发汗，必恍惚心乱，小便已，阴疼，与禹余粮丸。缺

汗为心液，汗多则心神恍惚，小肠之腑血亦伤，此便已而阴疼也。生津养血，方虽缺而可意会。

咽中闭塞，不可发汗，发汗则吐血，气欲绝，手足厥冷，欲得蜷卧，不得自温。

脾胃之邪上逆，故咽塞。发汗则脾不能统血而吐。气欲绝，手足厥冷，蜷卧，皆亡阳之征也，岂能自得其温乎？

咳而小便利，若失小便者，不可发汗，发汗则四肢厥冷。

咳者，肺受热也。小便失者，清肃之气不行，更发其汗，则亡阳矣。

诸脉得数动微弱者，不可发汗，发汗则大便难，腹中干，胃燥而烦。

数动为阳邪，微弱为虚象。汗之而耗津，则脾胃与大肠均受其害。

诸逆发汗，病微者难差，剧者言乱，目眩者死。

厥逆者，已入阴分矣，而更发其汗，则言乱，为少阴，目眩，为厥阴，是谁之咎？

病发热，脉反沉，若不差，身疼痛，救其里，宜四逆汤。

此凭脉不凭症者也。玩"若不差"三字，必已经误汗，故发热甚而身疼。此时若不救里，恐阴躁厥逆，贻害莫测。然曰当、曰宜，亦在随机酌用。前条治法可类推。

太阳病不解，热结膀胱，其人如狂，血自下，下者愈。其外不解者，尚未可攻，当先外解。外解已，但少腹急结者，乃可攻之，宜桃仁承气汤。

膀胱者，太阳寒水经也。水得热邪，蓄于下焦而上干心火，则烦躁谵语而如狂。血自下者，邪从下解，故曰愈也。其"外不解"三句，不言所以外解之法，诸注俱顺文混过，恐穿凿不的也。少腹是膀胱部位，急结则蓄血不行，故以桃仁加大承气直达血分。用桂枝者，殆即外解之意乎？

桃仁承气汤

桃仁五十个，去皮尖　　桂枝三①两　　甘草二两　　大黄四两，酒浸　芒硝一②两

先煮四味，去渣，内硝，微沸，先食温服五合，日三服，当微利。

先食者，谓先服药而后进食也。

太阳病六七日，表症仍在，脉微而沉，反不结胸，其人发狂者，以热在下焦，少腹当硬满，小便自利者，下血乃愈。所以然者，以太阳随经，瘀热在里故也。抵当汤主之。

表症虽在，脉则沉微，是有表症而无表脉矣。前条如狂，不过病情愦愦，则以外症为先。此条发狂，直邪势猖獗，则以里症为急，桃仁承气不能胜任矣。经云，咸胜血。故以水蛭为

①　三两：《伤寒论·辨太阳病脉证并治中》作"二两"。
②　一两：《伤寒论·辨太阳病脉证并治中》作"二两"。

君，苦走血，故以虻虫为臣，佐以大黄、桃仁之甘苦，以下结热。非此峻剂，不足以斩关直入，犹邪结于胸，必用陷胸是也。学者细思之。

抵当汤

水蛭三十个，猪油熬黑　虻虫三十个，去翅足，猪脂熬，即牛马身上蝇　桃仁三十①粒　大黄三两，酒洗

俱为末，水四升，煮三升，去渣，服一升，不下，再服。

太阳病身黄，脉沉结，少腹硬，小便不利者，为无血也。小便自利，其人如狂者，血证谛也，抵当汤主之。

身黄，脉沉结，少腹硬，以小便利、不利为辨者，何也？盖身黄为失表，脉沉结为入里，腹硬为热结，症同也。但小便不利，则津液凝于膀胱，必胃热发黄，此茵陈汤利小便症也。小便自利，则气化能自行，而少腹反硬者，明明有形之蓄血，认得清楚，何疑何惮而不遵古方？

伤寒有热，少腹满，应小便不利，今反利者，为有血也，当下之，不可余药，宜抵当丸。

下二句亦倒文法。似与前证稍缓，然非此方不足以抵当此病，故不用汤而用丸，分两亦稍减。

抵当丸

水蛭二十个　虻虫二十五②个，制俱如前　大黄三两　桃仁二十③个，制俱同

共杵为末，分作四丸，先服一丸，不下，再服。

发汗后，不可更行桂枝汤，汗出而喘，无大热者，可与麻

---

① 三十粒：《伤寒论·辨太阳病脉证并治中》作"二十个"。
② 二十五个：《伤寒论·辨太阳病脉证并治中》作"二十个"。
③ 二十个：《伤寒论·辨太阳病脉证并治中》作"二十五个"。

黄杏仁甘草石膏汤主之。

不可更行，必已服药而汗，宜邪从汗解矣。然肺中邪热未尽，虽无大热，喘则未平。故用麻黄发肺邪，杏仁下肺气，甘草缓肺急，石膏清肺热，治足太阳即通治手太阴也。倘误投桂枝，则壅塞肺气，害将何底乎？

麻黄杏仁甘草石膏汤

麻黄四两，去节　杏仁五十粒，去皮尖　甘草二两，炙　石膏半斤，碎

水七升，先煮麻黄，减二升，去沫，内诸药，煮二升，温服一升。

下后不可更行桂枝汤，若汗出而喘，无大热者，可与麻黄杏仁甘草石膏汤。

前中风误下而微喘者，用厚朴、杏仁加桂枝汤中，仍从桂枝症治法也。营卫本截然两途，若见其汗出而疑为风伤卫之汗，则毫厘千里矣。

伤寒下后，心烦腹满，卧起不安者，栀子厚朴汤主之。

成无己曰：下后但腹满而不心烦，即邪入里为里实。但心烦而不腹满，即邪在胸为虚烦。既烦且满，则邪壅于胸腹之间。烦则不能卧，满则不能坐，与栀子、厚朴，涤烦泄满。此上越而兼下行，不安而使之安也。

栀子厚朴汤

栀子十四枚，擘　厚朴四两，姜炙　枳实四枚，水浸，去瓤，炒

水三升半，煮一升半，去滓，分二服，温进一服，得吐者止。

伤寒，医以丸药大下之，身热不去，微烦者，栀子干姜汤主之。

丸药，如所称神丹，甘遂、巴豆之类。大下，则邪未涤而中已损。身热不去，不能除热也。微烦，则邪乘虚而留于胸膈也。幸未及内陷，用栀子之苦以除烦，苦以涌之也。干姜之辛以益气，辛以润之也。

栀子干姜汤

栀子十四枚，劈　干姜二两

水三升半，煎升半，去滓，分二服，先进一服，得吐者止。

伤寒五六日，大下之后，身热不去，心下①结痛者，未欲解也，栀子豉汤主之。

结痛，则邪已内陷，较微烦为重，故用栀子犹是上越之法，加香豉则散在表之邪，使未解者解也。

按：栀子泻心肺之邪热，使屈曲下行。经文从无"使吐"字样，历来皆误。

栀子豉汤

栀子十四枚，劈　香豉四合，绵裹

水四升，先煮栀子，得二升半，内豉，煮一升半，去滓，分二服。

发汗若下之，而烦热胸中窒者，栀子豉汤主之。

窒与结痛略同，胸与心部位同，故主治亦同。

发汗吐下后，虚烦不得眠，若剧者，必反复颠倒，心中懊恼，栀子豉汤主之。

虽有剧者诸症，总是虚烦也。不经汗下，邪气蕴蓄于膈，则谓之实。瓜蒂散，吐胸中之实邪也。汗吐下后，邪气乘虚留胸中，则谓之虚。栀子豉汤，所以除胸中之虚烦。并非吐剂，

---

①　心下：《伤寒论·辨太阳病脉证并治中》作"心中"。

从来多沿误。

若少气者，栀子甘草豉汤主之。

少气为气伤，甘草所以和之也。

栀子甘草豉汤

栀子十四枚　香豉四合　甘草二两

煮法同，分二服，得吐止后服。

若呕者，栀子生姜豉汤主之。

呕必素有痰饮，挟寒邪而上逆，生姜所以散之也。

栀子生姜豉汤

栀子十四枚　香豉四合　生姜五两

煎法同前，分二服。

凡用栀子汤，病人旧微溏者，不可与服之。

旧微溏，则里虚而寒在下，不宜用上越之法。《内经》云：先泄而后生他病者，治其本，必先调之，后治其他病。

伤寒脉结代，心动悸，炙甘草汤主之。

脉动而中止，能自还者曰结，不能自还曰代，血气虚衰，不能相续也。心动悸，真气内虚也，人参、麦冬、甘草、大枣益中气以复脉。生地、阿胶助营血而宁心。麻仁润滑以缓脾胃。姜、桂辛温以散余邪。加清酒，助药力也。

炙甘草汤《千金翼》用治虚劳，《外台》用治肺痿。

甘草四两，炙　生姜切　桂枝各三两，去皮　人参　阿胶各二两
生地黄一斤　麦门冬去心　麻子仁各半升　大枣十二枚①

清酒七升，水八升，先煎八味，取三升，去滓，内胶熔化，温服一升，日三服。

---

① 十二枚：《伤寒论·辨太阳病脉证并治下》作"三十枚"。

伤寒发汗后，身目发黄，所以然者，寒湿在里，不解故也。以为不可下也，于寒湿中求之。

发汗已而发黄，此必风气去，湿气在也。瘀血之黄可下，寒湿之黄不可下。盖寒湿在里，谓寒湿在内，非表里之里也。此条总领下三条之意。

伤寒瘀热在里，身必发黄，麻黄连轺赤小豆汤主之。

其人必素有湿热，又感寒邪，瘀逼蕴结而发黄。麻黄、杏仁，解表利气以散寒湿。翘、豆、梓皮，通利小便以涤湿热。炙草、姜、枣，益土以和中，极表里分消之法。

麻黄连轺赤小豆汤

麻黄去节　连轺连翘根也　生姜　甘草炙，各二两　杏仁四十粒，去皮尖　生梓白皮一升　赤小豆一升　大枣十二枚，劈

以潦水一斗，煮麻黄，去沫，内诸药，煮三升，分三服，半日服尽。

伤寒身黄发热者，栀子柏皮汤主之。

身黄最喜发热，则有外出、欲解之机，与内瘀者稍间。栀子清肌表而退黄，柏皮泻膀胱而疗肤热，内外已足分消，故不必发汗而利小便也。

栀子柏皮汤

栀子十五枚　柏皮一两①　甘草一两

水三升，煮升半，分二服。

伤寒七八日，身黄如橘子色，小便不利，腹微满者，茵陈蒿汤主之。

黄如橘子，是热毒尽发于外，宜津液不得下行，而小便不

---

① 一两：《伤寒论》作"二两"。

利，小腹满也。成无己曰：非大寒不能彻其热。故以茵陈为君，栀子为臣，大黄为佐，前后分泄之。

茵陈蒿汤

茵陈蒿六两　栀子十四枚　大黄二两

水一斗，先煮茵陈，减六升，内二味，煮三升，分三服。

下之后，复发汗，必振寒，脉微细，所以然者，以内外俱虚故也。

振寒为外虚，脉细为内虚。

下之后，复发汗，昼日烦躁不得眠，夜而安静，不呕，不渴，无表证，脉微细①，身无大热者，干姜附子汤主之。

昼烦是外见假热，夜静而脉沉无大热，是内系真寒，如此而不投以辛甘大热，亟亟挽回者，何以医为？

干姜附子汤

干姜一两　附子一枚，去皮，切八片

水三升，煮一升，去渣，顿服。

发汗，病②不解，反恶寒者，虚故也，芍药甘草附子汤主之。

必其人素虚，则发汗不解，犹身热而恶寒，故曰反。汗出为营虚，恶寒为卫虚，若重补其阴，则恶寒愈甚，但回其阳，则阴分愈劫，故用附子以回阳，芍药以敛阴，为营卫两虚之救法。一阴一阳，恐不和谐，加甘草以和之。仲景真圣于医者，奈何有眼不识乎？

芍药甘草附子汤

芍药　甘草炙，各三两　附子一枚，炮，去皮

---

① 脉微细：《伤寒论·辨太阳病脉证并治中》作"脉沉微"。

② 病：原作"痛"，据《伤寒论·辨太阳病脉证并治中》改。

水煮半升，去滓，分温服。

伤寒医下之，续得下利清谷不止，身疼痛者，急当救里，后身疼痛，清便自调者，急当救表，救里宜四逆汤，救表宜桂枝汤。

下利清谷不止，胃阳脾阴俱已亏损。身疼痛者，正虚挟邪之故，故亟宜救里。后身疼痛，谓救里之后，小便清，大便调矣，而疼痛未除，必表邪尚在，卫不能固营，故以救表为急，使仍从外解。此条亦倒装文法，体认自明。

病人身大热，反欲得近衣者，热在皮肤，寒在骨髓也。身大寒，反不欲近衣者，寒在皮肤，热在骨髓也。

身热恶寒者，阳虚故外寒。身寒畏热者，阴虚则内热。阳虚宜黄芪建中汤，阴虚宜当归建中汤。

营卫两伤

中风见寒

寸口脉浮而紧，浮则为风，紧则为寒。风则伤卫，寒则伤营，营卫俱病，骨节烦疼，当发其汗也。

太阳中风，脉浮紧，发热恶寒，身疼痛，不汗出而烦躁者，大青龙汤主之。若脉微弱，汗出而恶风者，不可服。服之必厥逆，筋惕肉瞤，此为逆也。

以真武汤主之。

大青龙汤　青龙行雨，取发汗之义。

麻黄六两，去节　桂枝二两，去皮　甘草二两，炙　杏仁四十枚，去皮尖　生姜三两　大枣十二枚　石膏鸡蛋大，碎

水九升，先煮麻黄，减二升，去上沫，内入声诸药，煮取三升，去滓，先服一升，取微似汗。汗出多者，温粉扑之。一

服汗者，即停后服。

中风脉本浮缓，今浮而紧，此中风见寒之一验也。中风本有汗，今不汗出，此又中风见寒之一验也。脉紧而无汗，似乎麻黄症矣，所异者烦躁耳。

按：烦躁，有阳虚者，汗下后之烦躁也。有阴虚者，少阴病，吐利厥逆之烦躁也。此之营卫两伤，则烦为风，躁为寒，皆由汗不出，阳气不发越之故，故合用麻黄、桂枝。去芍药者，无汗不用固营。加石膏者，体重气轻，藉以宣达郁热也。此条自成注以下俱冗而不切，致有此汤峻险之疑，细加研晰，庶几漆室①一灯矣。此证在认清烦躁，尤在认清不汗出。若汗出恶风而不烦躁，桂枝证也，脉微弱，少阴证也，误服此汤，有不亡阳而筋惕肉瞤者乎？真武以救，救其阳也。

伤寒见风

伤寒脉浮②，身不疼但重，乍有轻时，无少阴证者，大青龙发之。

成无己曰：寒必身疼，此以风胜，故不疼。中寒必身重，此以兼风，故乍有轻时。无少阴症者，不发厥吐利，为风寒外甚也，故曰发之。《尚论》曰：但身重，而无少阴之欲寐，其为寒因可审。乍有轻时，不似少阴之昼夜俱重，又兼风因可知。

伤寒表不解，心下有水气，干呕发热而咳，或渴，或利，或噎，或小便不利、少腹满，或喘者，小青龙汤主之。凡言表不解，里症兼表证也。

---

① 漆室：暗室。
② 脉浮：《伤寒论·辨太阳病脉证并治中》作"脉浮缓"。

小青龙汤①

麻黄_{去节}　桂枝_{酒洗}　甘草_炙　细辛_{各三两}②　干姜_{二两}③　熟④半夏　五味子_{各半升}

水一斗，先煮麻黄，去沫，减二升，煮取三升，温服一升。

素有痰饮之人，感于外邪发热，水寒相搏，则水气留于胃，故干呕而噎。水寒射肺故喘咳。水停而气不化，津不生，故渴。水渍肠间，故利。水蓄下焦，故小便不利，少腹满。用麻黄、桂枝，使无形之感从肌肤出，半夏、五味，使有形之水从水道出，细辛、干姜，能润肾而行水，则表里之邪俱豁然矣。

小青龙加减法

若微利者，去麻黄，加荛花，如鸡子大，熬令赤色。

下利忌攻表，恐汗出而胀满也，易荛花，导水也。

若噎者，去麻黄，加附子一枚，炮。

经曰：水寒相搏则噎。附子温经散寒，去麻黄，恐胃冷而吐蛔也。

若小便不利，少腹满，去麻黄，加茯苓四两。

通窍而利水道。

若渴者，去半夏，加瓜蒌根三两。

半夏耗津液，瓜蒌撤热而生津。

若喘者，去麻黄，加杏仁半升，去皮尖。

麻黄发阳气，杏仁润肺而降。

伤寒心下有水气，咳而微喘，发热不渴。服汤已渴者，此

---

① 小青龙汤：《伤寒论·辨太阳病脉证并治中》本方有"芍药二两"。
② 三两：《伤寒论·辨太阳病脉证并治中》作"二两"。
③ 二两：《伤寒论·辨太阳病脉证并治中》作"三两"。
④ 熟：《伤寒论·辨太阳病脉证并治中》无此字。

寒气欲解也。小青龙汤主之。

此条虽不言表不解，然咳而微喘，则水寒相搏，故发热。停水在上，故不渴。服小青龙而反渴者，水下而津液未复也。更与小青龙，乘其欲解而解之也。

太阳病，项背强几几，反汗出，恶风者，桂枝加葛根汤主之。

项背属太阳。几几，则阳明之颈亦不舒矣。阳明脉上颈而合于太阳，太阳未解，而项背拘急，必将传入阳明。重用葛根者，所以绝其去路也。然汗出而恶风，仍是风伤卫症，所以仍用桂枝汤。若太阳初病，便服干葛，是引邪入阳明，戒之。

桂枝葛根汤

葛根四两　芍药　桂枝　甘草炙，各二两　生姜三两　大枣十二枚

水一斗，煮取三升，温服一升。

太阳病，项背强几几，无汗，恶风，葛根汤主之。

无汗，则仍是寒伤营证矣，故麻黄、葛根同用。麻黄汤无芍药，而此用之者，恐其太过，藉以护营也。此二条向列合病中，恐未妥。

葛根汤

葛根四两　麻黄三两　桂枝　芍药　甘草各二两　生姜三两大枣十二枚

以水一斗，先煮麻黄、葛根，减二升，去沫，内诸药，煮取三升，温服一升，覆取微似汗，不须啜粥，禁忌如前。

此方兼治太阳阳明合病下利。

太阳病，得之八九日，如疟状，发热恶寒，热多寒少，其人不呕，清便欲自可，一日二三度发。脉微缓者，为欲愈也。

脉微而恶寒者，此阳明俱虚，不可更发汗、更下、更吐也。面色反有热色者，未欲解也，以其不能得小汗出，身必痒，宜桂枝麻黄各半汤。

发热恶寒，风寒俱有也。热多寒少，经曰：厥热恶寒而热多寒少。为阳气进而邪气少也。里不和者呕而利，今不呕，清便自调者，里和也。寒热日二三发者，邪在浅近而频发也，故曰欲愈。阳，表也。阴，里也。脉微为里虚，恶寒为表虚，故禁汗吐下。阴阳俱虚，面色宜青白，反有热色者，表未解也。得小汗则和，不得汗，则邪郁于皮肤而为痒。桂枝麻黄各半，分两极轻，以见发散兼和解之意。

桂枝麻黄各半汤①

桂枝一两六铢② 芍药酒洗 甘草炙 生姜 麻黄去节，各一两

水五升，先煮麻黄，去沫，内诸药，煮一升八合，去渣，温服六合。

太阳病，发热恶寒，热多寒少，脉微弱者，此无阳也，不可复发其汗。宜桂枝二越婢一汤。凡称太阳病者，皆表证，该发热、恶寒、头痛等而言。

桂枝二越婢一汤

桂枝去皮 芍药 甘草 麻黄去节，各七钱五分③ 生姜一两④大枣四枚 石膏一两⑤

水五升，先煮麻黄，去沫，内诸药，煮二升，温服一升。

---

① 桂枝麻黄各半汤：《伤寒论·辨太阳病脉证并治上》本方有"大枣四枚，杏仁二十四枚"。

② 一两六铢：《伤寒论·辨太阳病脉证并治上》作"一两十六铢"。

③ 各七钱五分：《伤寒论·辨太阳病脉证并治上》作"各十八铢"。

④ 一两：《伤寒论·辨太阳病脉证并治上》作"一两二铢"。

⑤ 一两：《伤寒论·辨太阳病脉证并治上》作"二十四铢"。

同是热多寒少，而脉微兼弱，则更虚于前症。曰无阳者，亡津液之通称。不可发汗，决词也。然太阳表证未解，必用桂枝以发散，合之石膏辛凉，入脾胃而通行津液也。愚意此等虚证，若有汗，麻黄可更减少。

服桂枝汤，大汗出，脉洪大者，与桂枝汤如前法，若形如疟，日再发者，汗出必解，宜桂枝二麻黄一汤。

惟风多寒少，则桂枝但治风而遗寒，汗必大出。脉反洪大，疑为复感风邪，而复与桂枝，宜其愈矣。若又往来寒热，究为寒邪未尽，必麻、杏表汗而始解也。重用芍药宜玩。

桂枝二麻黄一汤

桂枝一两十六铢①　芍药酒洗，一两六铢　生姜一两六铢　甘草一两二铢　麻黄十六铢　杏仁十六粒　大枣五枚

水五升，先煮麻黄，去沫，内诸药，煮二升，日再服。

服桂枝汤，或下之，仍头项强痛，翕翕发热，无汗，心下满微痛，小便不利者，桂枝去桂加茯苓白术汤主之。

服桂枝汤，亦必治风而遗寒，故项痛，发热无汗，表证犹在也。又复误下，则心满微痛，小便不利，已引邪入里矣。此时桂枝不堪再误，然非芍药不能止心下满痛，非茯苓不能通利小便，白术能健脾生津，合甘草以和胃，则内患平而外亦解矣。

桂枝去桂加茯苓白术汤

芍药酒洗　生姜切　茯苓　白术各三两　甘草炙，一两②　大枣十二枚

微火煮三升，服一升，小便利则愈。

---

① 一两十六铢：《伤寒论·辨太阳病脉证并治上》作"一两十七铢"。
② 一两：《伤寒论·辨太阳病脉证并治上》作"二两"。

发汗，若下之，病仍不解，烦躁者，茯苓四逆汤主之。

此所谓汗下后之烦躁也，与不汗出之烦躁，毫厘千里。盖发汗则阳气虚，下之则阴气虚，斯时再一汗出，必真阳发越而败矣。故虽未见厥逆等症，而亟用四逆者，回其阳也。茯苓淡渗为君，使摄水内行，汗不再出也。人参之补阳益阴，以扶元气，更为吃紧要着。

茯苓四逆汤

茯苓六两① 人参一两 干姜两半 附子一枚，破 甘草一两②，炙

水五升，煮三升，分三服。

伤寒若吐，若下后，心下逆满，气上冲胸，起则头眩，脉沉紧，发汗则动经，身为振振摇者，茯苓桂枝白术甘草汤主之。

吐下后，必里虚，故心下逆满，气上冲胸也。表虚阳不足，故起则头眩也。脉浮紧为邪在表，可汗。沉紧为邪在里，不可汗。更发汗，则经络损伤，阳气不能护持诸脉，故振振摇也。阳不足者，补之以甘，茯苓、白术生津液以益阳。里气逆者，散之以辛，桂枝、甘草行阳以散气。或曰，此证有伏饮，此方为涤饮，存参。

茯苓桂枝白术甘草汤

茯苓四两 桂枝三两 白术 甘草炙，各二两

伤寒吐下后，发汗，虚烦，脉甚微，八九日心下痞硬，胁下痛，气上冲咽喉，眩冒，经脉动惕者，久而成痿。

此较上条而甚焉者也。上条不过吐下，此更多发汗，则津

① 六两：《伤寒论·辨太阳病脉证并治中》作"四两"。
② 一两：《伤寒论·辨太阳病脉证并治中》作"二两"。

液愈耗，故虚烦脉数，更甚于沉紧矣。心痞硬而胁痛，更甚于逆满矣。气上冲咽喉，更甚于冲胸矣。动惕，犹振振摇。然气血不行，则寒湿凝于肢体，所以成痿。此时前方恐不胜任，故不明言，日久而成，尚可治疗，学者其亟审之。

伤寒八九日，风湿相搏，身体烦疼，不能自转侧，不呕，不渴，脉浮虚而涩者，桂枝附子汤主之。

伤寒八九日，不传经，不入里，风与湿持之也。烦疼为风，不能转侧为湿。不呕不渴，无里症。脉浮紧者，风之验也。涩者，湿之验也。风邪不入里而在肌肉，必藉姜、桂解之。然脉虚而又不言发热，必其人阳气素虚，得附子以温经，则散风除湿易于奏效。下二方同此意。

桂枝附子汤

桂枝四两　附子三枚，炮，去皮，切　甘草炙，二两　生姜三两大枣十二枚

水六升，煮二升，去滓，分服，日三服。

若其人大便硬，小便自利者，去桂枝加白术汤主之。

经云：伤于湿者，必小便不利，大便反快。今大便硬，则邪已入里，胃津耗也，故不用桂枝解表。小便自利，则膀胱尚能气化。白术性燥，助附子以胜湿，同甘、枣以生津，培土燥湿之能事尽矣。

白术附子汤

白术四两　附子三枚，去皮，切　甘草炙，二两　生姜三两　大枣十二枚

水六升，煮二升，去滓，分服，日三服。

风湿相搏，骨节烦疼，掣痛不得屈伸，近之则痛剧，汗出短气，小便不利，恶风不欲去衣，或身微肿者，甘草附子汤主

之。

甘草附子汤

甘草炙，三两① 附子二枚，炮去皮，切 白术二两 桂枝四两

水六升，煮三升，温服一升，日三服。初服微汗则解。能食、汗出复烦者，服五合，恐一升多，六七合妙。

风则上先受之，湿则下先受之，至两相搏结，则注经络、流关节、渗骨髓，无处不到，无处不疼，风则掣，湿则痛也。风胜者，卫气不固，故汗出，阳虚而短气恶风。湿胜者，水道瘀滞，故小便不利而微肿。用白术以益土燥湿，桂枝以散风固表，附子以祛阴助阳，甘草以和中益气。

伤寒脉浮，自汗出，小便数，心烦，微恶寒，脚拘急，反与桂枝汤欲攻其表，此误也。得之便厥，咽中干，烦躁，吐逆者，作甘草干姜汤与之，以复其阳。若厥愈足温者，更作芍药甘草汤与之，其脚即伸。若胃气不和，谵语者，少与调胃承气汤。若重发汗，复加烧针者，四逆汤主之。

脉浮汗出，似伤风桂枝症，然便数，心烦，恶寒而脚挛急，则寒象甚显，此必风寒两伤，而又阳气素虚之人。故桂枝一解表，便汗愈出，阳愈虚而厥也。咽干吐逆，胃中之津液大伤，与甘草以益气，干姜以助阳，斯阳复厥愈而足温矣。然犹恐干姜辛热，有伤其阴，随用芍药以和阴血，以敛阴血。甘草以复津液，则脚即伸者，戊己化土之良法也。谵语为胃不和，承气用调胃，以甘草能和阴阳而缓中也。不知者，或更发汗而加以烧针，势必大汗亡阳，安得不以四逆救之乎？随证施治，无定而确有定，仲景之法如此。

① 三两：《伤寒论·辨太阳病脉证并治下》作"二两"。

甘草干姜汤

甘草炙，四两　　干姜炮，二两

水三升，煮半升，分两服。

芍药甘草汤

白芍四两，酒洗　　甘草炙，四两

水三升，煮半升，分两服。

问曰：证象阳旦，按法治之而增剧，厥逆，咽中干，两胫拘急而谵语。师言，夜半手足当温，两足当伸。后如师言。何以知此？答曰：寸口脉浮而大，浮则为风，大则为虚，风则生微热，虚则两胫挛，病证象桂枝，因加附子参其间，增桂令汗出，附子温经，亡阳故也。厥逆咽中干，烦躁，阳明内结，谵语烦乱，更饮甘草干姜汤，夜半阳气回，两足当热，胫尚微拘急，更与芍药甘草汤，胫乃伸，以承气汤微溏，则止其谵语，故知其病可愈。

《尚论》曰：仲景于桂枝汤中，遇时令温热，加黄芩，名阳旦汤。时令凉寒，则加桂，名阴旦汤。此即前条之医案也。但前误在桂枝表汗，此尤误于黄芩助其阴寒，故厥而更逆，则用附子以回阳。加桂而汗出者，寒邪得温而外解。夜半属阳生之时也，后则与前条同矣。

伤寒脉浮滑，此表有热，里有寒，白虎汤主之。

浮为表热，滑为里热。伤寒病起于寒，故曰里有寒，实则表里俱热也。故用石膏以清胃，知母以生津，甘草、粳米以和胃，此将入阳明界也。

白虎汤

石膏一斤　　知母六两　　甘草二两　　粳米六合

先煮石膏，数十沸后投药、米，米熟汤成，分温服。

伤寒脉浮，发热，无汗，其表不解者，不可与白虎汤，渴欲饮水，无表症者，白虎加人参汤主之。

不恶寒头痛身痛，方谓之表解。渴而求救于水，里则躁热已极，故谓之无表症。加参者，润以生卫津也。

伤寒无大热，口燥渴，心烦，背微恶寒者，白虎加人参汤主之。

前云表不解者不可与，此背恶寒而何以用白虎？盖恶寒曰微，口渴曰燥，必里热已甚，不得不用凉解法矣。设发热无汗而渴，与胃虚恶心、大便不实者，不可误用。

伤寒病，若吐若下后，七八日不解，热结在里，表里俱热，时时恶风，大渴，舌上干燥而烦，欲饮水数升者，白虎加人参汤主之。

时时恶风，与前条恶寒同，此表热也。然热结在里，而至大渴干燥，欲饮水数升，虽表里俱热，而里热为甚。五条当参看。

服桂枝汤，大汗出后，大烦渴不解，脉洪大者，白虎加人参汤主之。

与前条服桂枝汗出同，而治法异者。以此条之大烦渴，则里热已甚，所以用白虎凉解，又加人参以生津润燥。青龙行雨，用石膏以为发汗解肌之助。白虎啸风，亦用石膏以建清热、降火之功。取虎啸谷风冷，凉风酷暑消也。

附：宋元后诸贤表证方论①

娄全善曰：丹溪、海藏诸贤，皆以补养兼发散。盖外伤风寒者，必因动作烦劳，内伤体虚，然后外邪得入。故一家之中，

---

① 附宋元后诸贤表证方论：原书目录中缺。

有病有不病，由体虚则邪入，不虚则邪无隙可入。是以伤寒为病，内伤者十居八九。后学无知，谓伤寒无补法，但见发热，不分虚实，一例汗下而致夭枉者，滔滔皆是，此实医门之罪人也。今集诸法于仲景之后，令人不犯虚虚之戒。

朱丹溪曰：有卒中天地之寒气者，有口食生冷之物者。邪之所凑，其气必虚，故伤寒为病，宜补中益气汤，从所见之症加发散药。气虚者，少用附子以行参、术之气。方载虚损卷中。

按：东垣以饮食劳倦为内伤。如饥则仓廪空虚，必伤胃气，饱或留滞不化，必伤脾气，劳力伤筋骨，劳心伤精血，无论富贵贫贱，皆足以致困倦。有一无寒邪，因倦极而忽然发热畏寒，少食懒言嗜卧者，此断不可作外感治者也。即有体虚易于感冒，至发热头痛，脉浮紧，甚类伤寒。然误用汗、吐、下三法，已虚益虚，立见其殆。此东垣辨晰外伤、内伤，唤醒万事醉梦，而立补中益气汤以垂训者也。

黄芪汤

白术炒　黄芪　防风各等分

每服五六钱至一两，水煎，温服。汗多甚者，加桂枝。洁古云：有汗则能止之。

川芎汤

川芎　制苍术　羌活

每服五七钱至一两，水煎，热服。无汗恶风甚者，加麻黄。洁古云：无汗则能发之。

神术汤

苍术制炒　防风各二钱　甘草一钱

加葱、姜同煎服。海藏云：治外感风寒，内伤冷物无汗者。如太阳发热恶寒，脉浮紧者，加羌活。浮紧带弦数，兼少阳也，加柴胡。浮紧带洪者，兼阳明也，加黄芩。妇科加当归，或加木香。治吹奶，煎调六一散三五钱，神效。

白术汤

白术炒　防风各二钱　甘草一钱

姜三片，煎温服。海藏云：治外感风寒，内伤冷物有汗者。

人参败毒散

人参　羌活　独活　柴胡　前胡　川芎　枳壳　桔梗　茯苓各一两　甘草五钱

治伤寒头痛，畏寒壮热，及时气疫疠，湿毒流注，诸疮斑疹。口干舌燥加黄芩，脚气加大黄、苍术，肤痒加蝉壳。喻嘉言曰：人受外感之邪，必先汗以驱之。唯元气旺者，外邪能从药势以出。若素弱之人，药虽外行，气从中馁，轻者半出不出，重者反随元气缩入，发热无休矣。所以体虚者，必用人参三五七分入表药中，少助元气，以为祛邪之主使，邪气得药，一涌而出，全非补养衰弱之意也。即和解药中，有人参之大力者居间，外邪遇正，自不争而退舍。否则邪气之纵悍，安肯听命和解耶？不知者谓邪得补而愈炽，即痘疹、疟痢，以及中风、中痰、中寒、中暑、痈疽、产后，初时既不敢用，而虚人之遇重病，虽有可生之机，悉置不理矣。此论明快，切中庸工之病，愿有目者共读之，有口者共讲究之，有心者共体会而力行之。

参苏饮

苏叶　干葛　制半夏　前胡　人参　茯苓各七钱半　枳壳炒桔梗　甘草　陈皮　木香各五钱

姜、枣煎。治一切发热之症。外，九味羌活汤、冲和汤、柴葛解肌等方，家有秘传鸿宝，兹不赘。

大温中饮

景岳云：凡阳虚伤寒及一切劳倦、寒疫、阴暑之气，身虽热而恶寒，即夏月亦欲覆盖，或喜热汤，或兼呕泻，但六脉无力，背怯寒，此元阳大虚，正不胜邪，不能外达之故。苟非峻补托散，则寒邪日深，必致不救。温正自可散寒，即此方也。服后畏寒悉除，觉有燥热，乃阳回作汗佳兆，不可疑畏。又曰：实而误补，不过增病，病增可解。虚而误攻，必先脱元，元脱必无救矣。高鼓峰曰：阴气外溢则得汗，阴血下润则便通。俱属名言。

熟地三五七钱　制白术三五钱　当归三五钱，泄者用山药代　人参二三钱，甚者一两或不可亦用　炙草一钱　柴胡二三钱　麻黄一二钱　肉桂一二钱　干姜炒熟，一二钱，或煨生姜五七片

水煎，去浮沫，温服取微汗。气虚加黄芪，阳虚寒甚加附子，头痛加川芎，或白芷、细辛，泄泻者减柴胡，加防风、细辛。

按：此方与补中益气接武①，持论互相发明，真救世宝筏也。予亲见有炽热汗透，怕寒更甚，屡导以温补发散之法。面从而心违，盖习俗沿误，沉痼不返矣。

东垣麻黄人参芍药汤

麻黄　白芍　黄芪　炙草各一钱　五味五粒　桂枝五分　麦冬　人参各三分　当归五分

虚人内有火热，外感寒邪，此时表散不可，滋阴不可。医者自谓小心，先轻用表药，不知表既不解，里又重虚。予见此类之蠢然者多矣。王金坛曰：此方从仲景麻黄汤，与补剂各半，内外兼治。凡虚人合用伤寒方者，皆当以此为万世模范。

---

① 接武：前后相接。

卷 三

阳明证总论①

阳明有经病、有腑病。经病者，为身热目疼，鼻干不眠，脉洪而长，以阳明主肌肉，其脉挟鼻络于目也。腑病者，由表传里，由经入腑，邪气既深，故为潮热自汗，谵语发渴，不恶寒，反恶热，揭去衣被，扬手掷足，或发斑黄狂乱，五六日不大便，脉滑而实，此实热已传于内也。腑病可下，经病不可下。盖阳明之来路是太阳，若阳明脉证已见八九，而太阳脉证有一二未尽者，则宜从太阳而兼治阳明，以太阳之邪易入亦易出也。少阳为阳明之去路，若阳明脉证虽见八九，而少阳脉证兼见一二者，则宜从少阳而不从阳明，以少阳为半表半里，但可和解而禁汗也。俟外证尽罢，随里症轻重酌下之。

阳明上篇

伤寒三日，阳明脉大。

伤寒该中风而言，三日亦约略之词。阳明多气多血，故脉大，谓比太阳脉差大也。

本太阳初得病时，发其汗，汗先出不彻，因转属阳明也。

推言所以转属阳明之故，此条不及。

阳脉实，因发其汗，出多者，亦为太过。太过为阳绝于里，亡津液，大便因硬也。

---

①　阳明证总论：原书目录中缺。

实即伤寒脉之紧也。《尚论》曰：发太阳膀胱经之汗，即当顾虑阳气，以膀胱主气化故也。发阳明胃经之汗，即当顾虑阴津，以胃中藏津液故也。医者可重剂发汗，劫人之津液耶？此条太过，皆医误之故。

阳脉微而汗出少者，为自和也。汗出多者，为太过。

微，即中风脉之缓也。

问曰：阳明病外症如何？答曰：身热，汗自出，不恶寒，反恶热也。

此阳明中风之外证，尚兼太阳也。然热邪在胃，与中风之汗不同。

问曰：病有一日得之，不发热而恶寒者，何也？答曰：虽得之一日，恶寒将自罢，即自汗出而恶热也。

此亦阳明外证，尚兼太阳。

问曰：恶寒何故自罢？答曰：阳明居中土也，万物无归，无所复传，始虽恶寒，二日自止，此为阳明病也。

胃为水谷之海，五脏六腑、四肢百骸皆资养于胃，故中土为万物所归。热邪入胃腑，则无所复传也。本恶寒而二日自止者，胃不通畅，郁而为热，此阳明伤寒之里症也。

阳明病，能食者为中风，不能食者为中寒。

胃为水谷之海，风属阳邪，阳气杀谷，故中风者能食。寒属阴邪，阴气不杀谷，故中寒者不能食。太阳以有汗、无汗分营卫，阳明则汗不足凭矣，故以能食、不能食辨中风、中寒，盖溯其来源而分之也。

阳明病，脉迟，汗出多，微恶寒者，表未解也，可发汗，宜桂枝汤。

迟即缓之甚者，桂枝症尚在，使风邪仍从卫解。

阳明病，脉浮，无汗而喘者，发汗则愈，宜麻黄汤。

浮即紧之轻者，麻黄证尚在，使寒邪仍从营出。

问曰：何缘得阳明病？答曰：太阳病，若下，若发汗，若利小便，此亡津液，胃中干燥，因转属阳明。不更衣，内实，大便难者，此名阳明也。

此必误下、误汗、误利小便者也。外邪不解，徒伤津液。胃实不大便，疑是可下之候，因与上文联属，故列此卷。

阳明病，但头眩，不恶寒，故能食而咳，其人必咽痛。若不咳，咽不痛。

头眩者，风邪上攻。不恶寒者，非寒邪也。伤风症本是能食，肺气受伤，故咳。因咳而咽痛，非太阴之不咳而咽痛也。仲景恐人误认，故申言之。

阳明病，法多汗，反无汗，其身如虫行皮中状者，此以久虚故也。

阳明之所以多汗者，胃主肌肉，腠理必开也。应多汗而无汗，故曰反。寒邪胜而腠理反密，则身如虫行，言所以不能达表之状。久虚，必不能食而胃不实，非谓当用补也。

阳明病，反无汗，而小便利，二三日呕而咳，手足厥者，必苦头痛。若不呕不咳，手足不厥者，头不痛。

《尚论》曰：阳明本不头痛，无汗呕咳，手足厥者，得之寒因而邪热深也。然小便利，则邪不在内而在外，不在下而在上，故头痛也。若不呕、不咳、不厥，而小便利者，邪热必顺水道而出，岂有逆攻颠顶之理哉。

阳明病，口燥，但欲漱水，不欲咽者，此必衄。

方中行曰：口为胃窍，胃热则燥。漱水不欲咽者，阳明气血俱多，虽燥不渴也。衄者，脉起于鼻，热甚故妄行也。邪入血分，热甚于经，故欲漱水，未入于腑，故不欲咽。使此时以葛根汤汗之，不亦可以夺汗而无血乎？

脉浮发热，口干鼻燥，能食者则衄。

脉浮发热，口干鼻燥，皆阳明热邪所致。能食为风邪，风性上行，所以衄也。

阳明病，脉浮而紧者，必潮热，发作有时。但浮者，必盗汗出。

上段是阳明犹带太阳。潮热属阳明，脉浮紧属太阳，不言治者，或仍汗之，或两解之，或俟入里而调和胃气可也。下段是阳明已兼少阳证，谓其发作有时也。脉但见浮，虽邪热渐减，然合目时脾气不运，腠理不固，所以有偷出之汗。此时或小柴胡和之，或里症急而导之，或大柴胡解之可也。

阳明中风，脉弦浮大而短气，腹都满，胁下及心痛，久按之气不通，鼻干，不得汗，嗜卧，一身及面目悉黄，小便难，有潮热，时时哕，耳前后肿。刺之少差，外不解，病过十日，脉续浮者，与小柴胡汤。脉但浮，无余症者，与麻黄汤。若不尿，腹满加哕者，不治。

此阳明最重之证，以三阳具见也。阳明之脉本大，弦则属少阳，故胁下痛。浮仍属太阳，故膀胱不利而小便难。腹满，鼻干，发黄，潮热，时哕，虽阳明本症，然阳明不得卧，今反嗜卧者，寒邪内攻之象也。太阳之脉，从巅至耳。阳明之脉，上耳前。少阳之脉，从耳后入耳，出走耳前。今曰前后肿，又是三阳之明验。刺之少差，必外症解而后可攻也。否则邪在半表半里，用小柴胡和之。但浮而不弦，又无诸里症者，直用麻黄而使寒邪汗解。若不尿，腹满加哕，则气塞不通，关格之候也。《难经》曰：关格者，不得尽其命而死。

小柴胡汤载少阳上篇

柴胡味苦微寒，以升阳达表为君。黄芩苦寒，以养阴退热为臣，半夏、生姜辛温，能健脾和胃，散逆气而止呕。人参、甘草、大枣以辅正气，使邪不得入里也。此专为少阳之主药。李士材曰：今人治伤寒，不问阴阳表里，概用此方，去参投之，以为平稳，杀人多矣，不必峻剂也。峻剂彼乌敢用，正以平稳而暗地操刀，则杀人愈多，予亲见医雏①皆守此秘钥。

食谷欲呕者，属阳明也，吴茱萸汤主之。得汤反剧者，属上焦也。

阳明，胃也，仓廪之官，主纳水谷。胃寒故食谷欲呕，吴茱萸温之宜矣。若得汤反剧，则非胃中寒，乃太阳热呕，属上焦之火也，宜葛根、半夏、小柴胡之类。

吴茱萸汤

吴茱萸一升，洗　人参三两　生姜六两　大枣十二枚

水七升，煮二升，去渣，温服七合，日三服。

茱萸入肝，本厥阴经药，仲景立此方，专治厥阴病，今借以治阳明者，因脾胃虚者，为土衰木必乘之，故其气上逆。茱萸味厚而臭臊，降逆气甚速。人参补胃，姜、枣益脾散滞，所以胃虚寒者用之。

阳明病，应发汗，医下之，此为大逆。

刘宏璧曰：阳明之不可下，犹太阳之不可下也。辨症之有汗无汗，脉之或浮或紧，一遵太阳定法，可妄下哉？

阳明病，心下硬满者，不可攻之。攻之利遂不止者死，利止者愈。

---

①　医雏：指医术不精的医生。

硬满在心下，则邪聚于胸膈，犹在上焦也。攻之而利，邪入里也。利不止者死，邪炽而正脱也。利止而正气尚存，则邪可解而愈。

伤寒呕多，虽是阳明症，不可攻之。

呕属太阳，呕多则太阳未除，纵有阳明诸症，可下之而使上邪下陷乎？况少阳亦有呕者，妄下尤所当戒。

阳明中风，口苦咽干，腹满微喘，发热恶寒，脉浮而紧。若下之，则腹满小便难也。

口苦咽干腹满，热入阳明矣，然发热恶寒，脉浮而紧，则太阳未罢也。下之腹满，邪乘虚而内陷，津液必亡，故小便难。

夫病阳多者热，下之则硬。

阳多者热，热在外也。下则驱邪入里，必有心腹痞硬之患。

无阳阴强，大便硬者，下之必清谷腹满。

无阳，必其人阳气素虚也。阴强，阴邪搏击于中也。上焦不通，津液不行，故便硬。本非大实大硬而下之，故清谷腹满也。

阳明症，脉迟，食难用饱，饱则微烦头眩，必小便难，此欲作谷疸。虽下之，腹满如故，所以然者，脉迟故也。

脉迟则邪才入里，未化为热也。寒邪在胃中，故难用饱，饱则微烦。谷气与寒气相搏，则上逆而头眩，必下闭而小便不利。水谷蕴酿，蒸为湿热，故名谷疸。经曰：脉迟尚未可攻，下之而腹满如故者。此之谓也。

以上六条，皆不可下之证。

阳明病，若中寒，不能食，小便不利，手足濈然汗出，此欲作固瘕①，必大便初硬后溏。所以然者，以胃中冷，水谷不

---

① 固瘕：病名。脾肾虚寒所致大便先硬后溏的病证。

利故也。

中寒不能食，所谓胃中冷也。小便不利，膀胱之气不行，则水并于大肠，所谓水谷不别也。但手足濈然汗出，不若潮热之遍身漐漐。则脾胃阳虚，必大便初硬后溏，而久溏不止，所为欲作固瘕也。瘕即溏泄，非积聚之谓。细玩文义联贯，言外见此宜温胃，不宜下之意，与前条同。

阳明病，欲食，小便反不利，大便自调，其人骨节疼，翕然如有热状，奄然欲狂，濈然汗出而解者，此水不胜谷气，与汗共并，脉紧则愈。

上两条从寒伤营而来，故一云脉迟食难用饱，一云中寒不能食。此条之欲食，风能杀谷也。欲食必胃气强，故风伤卫者，腠理本开，则易汗。三条俱小便不利，然前二条，一则发黄者，水与谷蒸。一则久泄，水谷不别。皆由不能食而不能出汗之故。此之骨节疼为阴气不通，乃翕然外热发狂。汗出而解者，狂为阳气发越，战而出汗之象。所谓水不胜谷者，谷气胜则水从汗解。脉紧则愈者，正旺而邪易散也。知此则小便不利，亦宜逐细分晰矣。

阳明病，不能食，攻其热必哕，所以然者，胃中虚冷故也。以其人本虚，故攻其热必哕。

哕，即俗言吃逆，寒气上涌也。阳明不能食，已是寒邪在胃，攻热又必系寒下之药，所以当禁。

脉浮而迟，表热里寒，下利清谷者，四逆汤主之。若胃中虚冷，不能食者，饮水则哕。

脉浮而迟，下利清谷，是脉证相符之里寒症，虽表热不必拘也。盖下利而饮水即哕，则虚寒更胜于前。用四逆汤以亟救其里，知仍有可治之法。何今人一遇漏底伤寒，便茫然无措？

黠者不过以葛根、豆豉提出表邪，声声嘱小心、小心！以示无可挽回之意。从未闻有用此方，并未闻齿及此方者。盲人骑瞎马，如何夜半临深池？

阳明病，发热汗出，此为热越，不能发黄也。但头汗出，身无汗，剂颈而还，小便不利，渴饮水浆者，此为瘀热在里，身必发黄，茵陈蒿主之。

邪热从外越，则不里郁。从下渗，则不内蒸。今身无汗而又溺涩，则渴欲饮水，必热遏皮肤而发黄矣。茵陈、栀子使湿热由小便出，大黄使大便出也。

阳明病，面合赤色，不可攻之。攻之必发热，色黄，小便不利也。

合，通也。阳明脉行身之前，头为诸阳之会。感外邪而面通赤者，必其人素有湿热。湿热冒上而妄攻之，徒耗津液，而热郁转甚，故色黄而小便不利。

阳明病，无汗，小便不利，心中懊忱者，身必发黄。

懊忱者，愦愦然无奈，视烦闷为更甚也。湿热不从外解，不从下泄，而蒸于内，所以发黄。

阳明病，被火，额上微汗出，小便不利者，必发黄。

此热邪得火而愈炽也。

阳明病，其人喜忘者，必有蓄血。所以然者，本有久瘀血，故令喜忘，屎虽硬，大便反易，其色必黑，宜抵当汤下之。

心主血，血久瘀而不足以养心，则善忘为其人之本病，加以邪热蕴蓄，故屎硬为津液少，大便易为瘀血溏，色黑为滞积，宜抵当汤下矣。如虻虫、水蛭一时未便，或多疑虑，则与四物对酒大黄，亦神效。

阳明病，下血谵语者，此为热入血室，但头汗出者，刺期门，随其实而泄之，濈然汗出则愈。

冲脉为血海，即血室也。下血者，必血室虚。热邪入之，则神情瞀乱，所以谵语。刺法今不行。头汗身不汗，邪犹未解，泄之者，思所以解之也。

病人无表里症，发热七八日，虽脉浮数者，可下之。假令已下，脉数不解，合热则消谷善饥，至六七日不大便者，有瘀血也，宜抵当汤。若脉数不解①，而下利②不止，必协热而便脓血也。

无表里证矣，而犹发热脉浮数，则可下，亦仅可之词，而贸然下之，所以脉数不解也。消谷善饥，胃热已甚，六七日不大便。气凝者血必滞，故以抵当汤下瘀血。更不解而便血，热势下流，唯相机③调治而已。

太阳病，寸缓关浮尺弱，其人发热汗出，复恶寒，不呕，但心下痞者，此以医下之也。如其不下者，病人不恶寒而渴，此转属阳明也。小便数者，大便必硬，不更衣④十日，无所苦也。渴欲饮水，稍稍与之，但以法救之。渴者，宜五苓散。

太阳症全具，而忽焉心下痞者，定是误下之故。若不误下，亦不痞。不恶寒而渴⑤，明明已入阳明界矣。小便数者，水偏注于膀胱，故大便必硬。水消邪热亦渐消，故十日无所苦。此时不可汗，亦不可攻，稍与水而以五苓利之，趁势使邪从小便而出，则津液回而大肠润。可以不用承气，真良法也。

---

① 脉数不解：原作"若脉不解"，据《伤寒论·辨少阳病脉证并治》改。

② 下利：《伤寒论·辨少阳病脉证并治》作"下"。

③ 相机：看情况。

④ 更衣：即如厕。

⑤ 不恶寒而渴：原作"但恶寒而渴"，据文义改。

阳明病下之，其外有热，手足温，不结胸，心中懊憹，饥不能食，但头汗出者，栀子豉汤主之。

误下之后，几成结胸，幸手足温，则阳气未至伤陷，故但懊憹而不硬，硬且不能食，而犹知有饥也。头汗出者，膈中郁热上蒸，用栀子豉汤，在上者因而越之也。

伤寒哕而腹满，视其前后，知何部不利，利之则愈。

哕是外邪未尽，腹满则里症也。前后何部不利，谓利其前如五苓，利其后如大柴胡，方合内外两解，非承气也。

夫实则谵语，虚则郑声。郑声，重语也。

重语者，字句重叠，真气消亡之象。

直视谵语，喘满者死，下利者亦死。

阳明热极而谵语，无甚怪异，独谵语而直视，则心火已亢，而直视为肾气陷绝。谵语而喘满，则火邪上逆，而肺气亦为之消烁。下利者，或热极内泄，或症变虚寒，此又土气耗散之候，故皆曰死也。

咽中蔽塞，不可下。下之则上轻下重，水浆不下，卧则欲蜷，身急痛，下痢日数行。

咽蔽塞，无津液也。咽属少阴，必其精素虚者也。误下则阴益亡而下重，下重而见上轻也。水不下而身痛下利，皆入少阴之象。

诸外实者，不可下，下之则发微热，亡脉，厥者，当握脐热。

诸外实，则表症全在，身必大热。误下而微热，则热内陷而无脉厥逆。仅有当脐掣热，此于痞结、热利之外，又是一种变症。

诸虚者，不可下，下之则大渴，求水者易愈，恶水者剧。

阴虚者，真阳亦虚。求水者，阳犹存，恶水者，阳极衰也。

脉数者，不可下，下之必烦利不止。

经云：数为乘腑。乘者，将入腑而未尽入之谓。不用表药以引之外出，而遽用攻下，有不热邪内陷而利不止乎？

阳明中篇

问曰：病有太阳阳明，有正阳阳明，有少阳阳明，何谓也？答曰：太阳阳明者，脾约①**是也。正阳阳明者，胃家实是也。少阳阳明者，发汗、利小便已，胃中烦、躁、实，大便难是也。**

脾约者，其人素少脾胃津液，故太阳之邪，不入阳明经，而直入阳明腑也。其由经入腑，热势充盛，则胃实为正阳明。至少阳阳明者，发汗利小便，已耗其胃津，则必大便难也。

阳明之为病，胃家实也。

此正阳阳明也。外邪自太阳、少阳来者，虽已入阳明，犹在经而不在腑，未成胃实之症，未可议下也，惟胃实而斟酌之。

伤寒发热无汗，呕不能食，而反汗出濈濈然者，是转属阳明也。

伤寒转系阳明者，其人濈濈然微汗出也。

发热无汗，呕不能食，伤寒证也。忽然濈濈汗出，则肌肉热、腠理开，是转属阳明，故曰反，此为欲解之兆也。

阳明病，本自汗出，医更重发汗，病已差，尚微烦不了了者，此大便必硬故也。以亡津液，胃中干燥，故令大便硬。当问小便日几行，若本小便日三四行，今日再行，故知大便不久

---

① 脾约：病名。为脾虚津耗、肠液枯燥所致大便艰涩的病证。

出。今为小便数少，以津液当还入胃中，故知不久当大便也。

大肠、小肠皆属于胃。燥则肠胃俱燥，润则前后俱润，此仲景不治之治。

病人烦热，汗出则解，又如疟状，日晡所发热者，属阳明也。脉实者，宜下之。脉虚者①，宜发汗。下之与承气汤，发汗宜桂枝汤。

得汗已解矣，复如疟状，则太阳之烦热，为日晡之潮热，非阳明而何？然必审脉之虚实者，恐太阳余邪未尽，故分汗下二法。用桂枝者，但宜和之。不言大小承气，尤在随症酌之矣。

脉浮而大，心下反硬，有热属脏者攻之，不可发汗。

脉浮者，不宜心下硬，故曰反。然硬则热邪将由胃入脾，全赖津液传送，可发汗以竭之乎？故知浮为热势发越，非表证初感之比，宜下不宜汗也。

太阳病三日，发汗不解，蒸蒸发热者，属胃也，调胃承气主之。

蒸蒸，热气腾貌，如蒸炊然。其热在胃，故调胃以和之。

调胃承气汤

大黄四两，酒浸　甘草二两，炙　芒硝半升

水三升，煮取一升，内硝微沸，少少温服之。

黄、硝二物，下行甚速，故用甘草以缓之。又《本草》云：大黄酒浸，入太阳经。正阳明去太阳未远，其病在上，故酒浸大黄，能引于至高之分。缓剂以调和之，与大承气之酒洗，小承气之不用酒制，专为攻下者，各有微义。

阳明病，不吐不下，心烦者，可与调胃承气汤。

---

① 脉虚者：《伤寒论·辨阳明病脉证并治》作"脉浮虚"。

未经吐下，而忽焉心烦，显属热邪内陷，胃实之证，故与调之。

伤寒吐后，腹胀满者，可与调胃承气汤。

吐后则邪不在胸，腹满则邪已在下矣。与调胃者，但满而不痛，尚未可遽下也。

趺阳脉浮而涩，浮则胃气强，涩则小便数，浮涩相搏，大便则难，其脾为约，麻仁丸主之。

趺阳，脾胃脉也。胃气强则浮，脾气弱则涩，脾主与胃行其津液者也。今胃强脾弱之人，约束津液不得四布，而但输膀胱，致小便数，大便难，故与脾约丸以通胀润燥。

麻仁丸

麻子仁二升，蒸，晒，去壳　芍药　枳实各半斤　大黄　厚朴制①　杏仁②去皮尖，各一斤

蜜丸桐子大，每服十丸，日三服。

阳明病，潮热，大便微硬者，可与承气汤③，不硬者不可与之。不大便六七日，恐有燥屎，欲知之法，少与小承气汤，汤入腹中，转矢气者，此有燥屎，乃可攻之。若不转矢气，此乃初头硬，后必溏，不可攻之，攻之必胀满不能食也。欲饮水者，与水则哕。其后发热者，必大便复硬而少也，以小承气和之。不转矢气者，慎不可攻也。

胸闷不食为痞，胸腹膨胀为满，大便枯少为燥，腹满痛不大便为实，按之硬，硬为坚，五者兼备。以手按病人，自胸至小腹果有硬处，手不可近，更须审舌之燥滑若何，方可下手。

---

① 厚朴：《伤寒论·辨阳明病脉证并治》作"厚朴一尺"。

② 杏仁：《伤寒论·辨阳明病脉证并治》作"杏仁一升"。

③ 承气汤：《伤寒论·辨阳明病脉证并治》作"大承气汤"。

看经文示人以试法，谆谆训戒，详细玩之，自必慎重不妄投，亦不致有必效之方而不敢用也。

大承气汤

大黄四两，酒洗　厚朴八两，去皮，炙　枳实五枚，炙　芒硝三合

水一斗，先煮二物，取五升，去渣，内硝，更二三沸，分二服，先一服得下，勿再。

经曰：热淫于内，治以咸寒。气坚者以咸软之，热盛者以寒消之。芒硝咸寒，以润燥软坚。大黄苦寒，以泻热去瘀，下燥结，泄胃强。枳实、厚朴之苦降，泻脾满实满。经谓土郁夺之。盖黄、硝治有形血药，枳、朴治无形气药，用之而当，立奏奇功。

小承气汤

大黄四两　厚朴二两，姜炒　枳实三枚，麸炒

水四升，煮一升二合，去渣，分二服，初服更衣，勿再服。

分两俱减，且除去硝，恐伤下焦真阴也。王海藏三承气论曰：大热太实用大承气，小热小实用小承气，尚在胃中用调胃承气。盖三焦俱伤者，痞、满、燥、实、坚俱全也。邪在中焦，必有燥、实、坚三症，故调胃不用枳实、厚朴，恐伤上焦也。上焦受伤，则痞而实，故去芒硝之走下，不伐其根本也。

阳明病，脉迟，虽汗出不恶寒者，其身必重，短气腹满而喘，有潮热者，此外欲解，可攻里也。手足濈然而汗出者，此大便已硬也，大承气主之。若汗多，微发热恶寒者，外未解也。其热不潮，未可与承气。若腹大满不通者，又与小承气汤，微和胃气，勿令大泄下。

不恶寒，虽脉迟汗出，表必已解。身重者，胃主肌肉也。胃家实，故短气，腹满而喘。午后潮热，且手足汗出，必胃热

达于四肢，故知大便已硬，可攻之候也。至汗多，发热恶寒，表犹未解。不潮热，胃犹未实，故不可攻。惟大满不通，庶几小承气和之。

阳明病，**谵语发潮热，脉滑而疾者，小承气主之。因与承气汤一升，腹中转矢气者，更与一升，若不转矢气，勿更与之。明日不大便，脉反微涩者，里虚也，为难治，不可更与承气汤。**

谵语、潮热、脉滑，为大便硬之验。明明下证已见，然使此时兼腹满硬痛，或手足濈然汗出，仲景必竟行下之矣。而以小承气一试再试，迟回详慎者，玩明日不大便，脉反微涩。微为阳气不充，涩为阴血不足。必滑疾之时，痰结而见滑，热迫而见疾。胃气早已里虚，不特大承气不可投，即小承气亦所当禁，故反复叮咛也。

得病二三日，脉弱，无太阳、柴胡症，烦躁，心下硬。至四五日，虽得食，以小承气少少与，微和之，令小安，至六日，与承气汤一升。若不大便六七日，小便少者，虽不能食，但初头硬，后必溏，未定成硬，攻之必溏。须小便利，屎便硬，乃可攻之，宜大承气汤。

表证罢后，烦躁心下硬，能食，皆属阳明胃实之候，而第用小承气和之、试之者，惟脉弱故也。至六七日不大便，又似胃实可下，然小便不利，必膀胱之水渗入大肠。故虽不能食者，胃中有燥屎，攻之必溏，所以待小便利，验其实坚在下，而后安心攻之也。

伤寒若吐下后不解，不大便五六日，上至十余日，日晡所发潮热，不恶寒，独语如见鬼状。若剧者，发则不识人，循衣摸床，惕而不安，微喘直视，脉弦者生，涩者死。微者，但发

热谵语者，大承气汤主之。若一服利，止后服。

此条分三段读。吐下必伤胃气，不恶寒，虽表症已罢，而邪热内结，十余日不大便而潮热，阳明热甚，所以独语如见鬼神。此以热重者而言，犹总语也。以下再分剧与微二证。剧者热甚于内，昏冒不识人，至循衣摸床诸危候，为正衰邪盛。凡伤寒邪胜而阳绝者死，阳胜而阴绝者死。此症阳胜矣。脉弦为阴有余，脉涩为阴不足，故弦者阴未绝而可生，涩者阴绝而难治也。微者但发热谵语，玩一"但"字，则知无昏不识人诸恶症，故可大下，特利后不可过剂耳。

汗出谵语者，以有燥屎在胃中，此为风也。须下之，过经乃可下。下之若早，言语必乱，以表虚里实故也。下之则愈，宜大承气汤。

过经者，去表入腑之谓。风邪未尽，过经而遽下之，则引风入内，必神昏而语言乱也。既已误下矣，而又云下则愈者，以有燥屎在胃，犹未为大误。况表虚而里实，则通因通用，舍再下无别法也。

阳明病，谵语有潮热，反不能食者，胃中必有燥屎五六枚也。若能食者，但硬耳。宜大承气汤。

有燥屎而不能食，则肠胃之热结必甚，故可大下。若能食者，曰但硬，热犹未结也。宜大承气汤五字，疑在燥屎五六枚之下，亦是倒装文法，否则"宜"字松活。宜与不宜，在临时变通。

病人不大便五六日，绕脐痛，烦躁，发作有时者，此有燥屎，故使不大便也。

此下证全具者。

阳明病，发热汗多者，亟下之，宜大承气汤。

发热汗多，疑太阳未罢。曰阳明病者，必热至日晡更甚，胸腹有痞硬等症验，则胃邪蒸越于外，为热为汗。汗多一日，津液愈耗，故下之宜亟者，使热势由大肠而出，不必试小承气也。

阳明病，下之，心中懊侬而烦，胃中有燥屎者，可攻。腹微满，初头硬，后必溏，不可攻之。若有燥屎者，宜大承气汤。

下之而懊侬烦者，必病重药轻，燥屎未下，诚宜攻之矣。初硬后溏，则何可攻也。末二句是倒足前文之意。

大下后，六七日不大便，烦不解，腹满痛者，此有燥屎也。所以然者，本有宿食故也，宜大承气汤。

曰大下，必已用大承气矣，何故六七日不大便，烦而腹痛，尚有燥屎。盖燥屎为胃邪之热结。前此所下者，乃本有宿食，非燥屎也，故仍以承气下之。各家多阙疑，此注庶为得之。

病人小便不利，大便乍难乍易，时有微热，喘冒不能卧者，有燥屎也，宜大承气汤。

小便不利，水渗入大肠，则大便乍易，津液渐涸，则乍难。时微热者，热有余也。喘冒不卧者，胃热为阳明本病，必急宜下而亦不必试者也。

发汗不解，腹满痛，急下之，宜大承气汤。

发汗不解，必发不中也。腹痛而下之，必止痛。

腹满不减，减不足言，当下之，宜大承气汤。

减不足言，谓满至十分，即少减不足缓之，则下亦不宜缓也。

伤寒六七日，目中不了了，睛不和，无表里症，大便难，

身微热者，此为实也，急下之，宜大承气汤。

表症不过身微热，里症不过大便难，故曰无表里症，言未为急也。然阳明之脉络于目，目不了了而睛不和，则津液有枯竭之势，尚不谓之急乎？阳明急下三法：一汗多，津越于外。一腹满，津结于内。一目睛不慧，津枯于中。下之者，皆救津液之意。

伤寒四五日，脉沉而喘满，沉为在里，而反发其汗，津液越出，大便为难，表虚里实，久则谵语。

脉沉喘满，明是里实，而反发其汗，则津耗而谵语矣，所以治阳明者，禁用葛根。

阳明病，其人多汗，以津液外出，胃中燥，大便必硬，硬则谵语，小承气汤主之。若一服谵语止，更莫复服。

始而燥，既而硬，更既而谵，总因有限之津，耗于外越之汗也。

伤寒脉沉，沉者内实也，下解之，宜大柴胡汤。

脉沉为在里，下而曰解之者，必里症已急，表症未尽，所以用两解之法。

大柴胡汤

柴胡八两　黄芩　芍药各三两　半夏半升　生姜五两，切　枳实四枚，炙　大枣十二枚　大黄二两

水一斗二升，煮取六升，去渣，再煎，温服一升，日三服。

柴胡以解表，大黄、枳实以攻里，芍药安脾敛阴，黄芩退热解渴，半夏和胃止呕，姜辛散而枣甘缓，此以小柴胡、小承气加减而合一方，使表里两解。

脉双弦而迟者，必心下硬，脉大而紧者，阳中有阴也，可以下之，宜大柴胡汤。

弦为少阳脉，双弦，左右同也。迟为寒，心下硬者，客寒滞于胸膈也。大属阳虚，紧为阴胜，故用大柴胡下之。

阳明病，自汗出，若发汗，小便自利者，此为津液内竭，虽硬不可攻之，当须自欲自①大便，用蜜煎导而通之。土瓜根及大猪胆汁，皆可为导。

发汗，小便利，二者皆足耗津液，故曰不可攻。既欲大便而必用导之者，亦以津竭枯结，润之之意。盖此时既不可攻，又不可听其不便，总是爱护元气。

蜜煎导

蜜七合

纳铜器中，微火煎如饴，捻作挺子，大如指，令头锐，长寸许，内谷道中，须臾自下。

猪胆汁方

大猪胆一枚

泻汁，和醋少许，灌道中，食顷当大便出。

津液枯者蜜导，热邪盛者胆导，湿热痰饮固结，姜汁麻油浸瓜蒌根导。

《己任编》云：三承气俱仲景成法，所谓急下之以存真阴，不使胃中血液为热邪燔灼，枯槁而死也。但世人肠胃脆薄者多，倘审之未的，或致误投。所以后贤师古人之意，凡审病系实邪，质非强壮，脉不牢固者，概用滋阴补水之剂，如甘露饮、四物汤、六味饮之类，浓煎频进，令胃中津液充足，实邪自解。阴气外溢则得汗，阴血下润则便通，奏效略迟，实称稳当。此仲景功臣，不可不知也。

---

① 自：疑为衍文。

赵养葵亦云：予尝于阴虚发热者，见其大热面赤，口渴烦躁，与六味地黄大剂，一服即愈。如见下部恶寒足冷，上不渴甚躁极，或欲饮而反吐，即于七味加五味子，或加附子冷饮，下咽即愈。

阳明下篇

阳明之邪未解，其去路必传于少阳。若见口苦、咽干、目眩、耳聋，胸胁或满或痛，但有一二症，即为少阳阳明。谓阳明未罢，已带少阳，非少阳阳明合病也。然太阳阳明可汗，正阳明可下，带少阳，则在半表半里，故惟有和解一法。

阳明病，发潮热，大便溏，小便自可，胸胁满不去者，小柴胡主之。

虽潮热似胃实，然大便溏，小便自可，则胃未全实，非下症也，况胸胁满已兼少阳，故以小柴胡和解之。

阳明病，胁下硬满，不大便而呕，舌上白苔者，可与小柴胡汤。上焦得通，津液得下，胃气因和，濈然汗出而解也。

呕与舌苔，皆外邪聚于胃中，故上焦不得通，津液不得下，致不大便也。以胁满之故而用小柴胡，使荣卫通达，则胃气和而汗出，诸症自解矣。《尚论》云：风寒之邪，协津液而上聚于膈中，为喘，为呕，为水逆，为结胸，十居八九。故风寒不解，津液必不得下，倘误行发散，又耗其汗津，必转增上逆之势，所以和其中而上焦通也。夫人之所以长享者，惟先后天水谷之气生此津液，津液结则病，津液竭则死矣。故治病不知救人津液者，庸工也。凡痰嗽、哮喘、瘰疬等症皆然。

《己任编》云：凡发热觉胁痛，耳聋口干，此属邪实不清也。逍遥散去白术、广皮，加生地、丹皮、酒炒芩连与之，二三剂不应，改用养阴药，虚者加人参。有热甚而痛，及手足头面似觉肿起，此大燥生风，风淫末疾，属少阳阳明，不必俟其汗后，即以生金滋水饮，加柴胡、黄芩与之，或滋水清肝饮，加熟地一倍为主，禁用寒凉药。

卷 四

少阳上篇

少阳经属胆，胆为清净之腑，无出无入，故汗、吐、下并禁。然有小柴胡加姜、桂者，亦温解微汗之意。有用瓜蒂散吐之者，以胸膈有痰也。有误汗谵语，属胃者，以调胃下之，或用大柴胡者，皆于小柴胡和解之外，随症变通者也。

少阳之病，口苦，咽干，目眩也。

经曰：中精之府，五脏取决于胆，咽为之使。苦，胆之味也。口苦而咽干，热聚于胆也。又曰，少阳之脉，起于目锐眦，肝木生风，风火煽摇，则目旋转而昏晕。

少阳中风，两耳无所闻，目赤，胸中满而烦者，不可吐下，吐下则悸而惊。

此条纯是少阳症。少阳之脉，上抵头角，下耳后，故耳无闻者，风热上壅也。目赤者，风热气昏也。胸满而烦者，风热郁于膈中也。此时若一吐下，必正气伤而心血虚，所以神识昏乱，怔忡而惊也。

伤寒，脉弦细，头痛发热者，属少阳。少阳不可发汗，发汗则谵语。此属胃，胃和则愈，胃不和，则烦而悸。

不过脉弦细是少阳症，头痛发热，似表症未解，然弦细为入里之脉。胃中津液必为邪热所耗，又发其汗而耗之，宜神昏而言语错乱也。胃和者，邪散而津回，不和者，津枯而饮结，故烦而悸。此条但言不可汗，不言不可下，又明言此属胃，得无或用大柴胡双解，或用导法之意乎？

伤寒三日，三阳为尽，三阴当受邪。其人反能食不呕，此为三阴不受邪也。

能食不呕，即胃和则愈之义。

伤寒三日，少阳脉小者，欲已也。

少阳脉当弦紧，小则邪微欲解之兆。

伤寒四五日，身热恶风，头项强，胁下满，手足温而渴者，小柴胡汤主之。

身热恶寒，太阳表也，头项强，兼阳明也，胁满，手足温而渴，少阳也。明是三阳俱病，然二阳之邪微，少阳之渴已有入里之验，不宜辛甘表散，耗其津液。用小柴胡和之，则阳邪自解，阴津不伤，一举两得也。若不呕而渴者，宜以瓜蒌根易半夏。

小柴胡汤

柴胡半斤　半夏半升，酒洗　人参　甘草　黄芩　生姜各三两大枣十二枚

邪入少阳，由表而将至里也，当彻热发表，迎而夺之，勿令传入太阴。柴胡升阳达表，为少阳君药。黄芩苦寒，以养阴退热为臣。半夏健脾醒胃，散逆气而止呕。人参、甘草，补胃气而和中，使邪不传里为佐。表属卫，里属营，姜、枣辛甘，以和营卫为使也。

加减法

伤寒中风，有柴胡证，但见一证便是，不必悉具。若胸中烦而不呕，去半夏、人参，加瓜蒌实一枚。

烦而不呕，热聚而气不逆也。热聚者，气必闷，故无用人参之补。气不逆者无伏饮，故无用半夏之辛散。瓜蒌苦寒，泄胸蕴热也。

若渴者，去半夏，加人参，合成四两半，瓜蒌①四两。

半夏燥津，非渴所宜。人参甘而润，瓜蒌苦而凉，彻热生津，二者宜加。

若腹中痛者，去黄芩，加芍药三两。

腹痛，血涩而中寒，故去黄芩。通壅止痛，莫如芍药有功。

若胁下痞硬，去大枣，加牡蛎四两。

甘能满中，故去枣。咸能软坚，故加牡蛎。

若心下悸，小便不利者，去黄芩，加茯苓四两。

水停心下则悸，故小便不利。肾主水，黄芩苦以坚肾，肾坚则水愈蓄，故去之。茯苓甘淡渗泄，故加之。

若不渴，外有微热者，去人参，加桂枝三两，温覆取微汗愈。

不渴者里和，不须人参之润。外有微热，表未解也，用桂以表之。

若咳者，去人参、大枣、生姜，加五味子半升，干姜二两。

咳者，气逆也。甘则壅气，参、枣所不宜用矣。经曰：肺欲收，急食酸以收之。用五味以收逆气。肺寒宜散，故以干姜易生姜焉。

伤寒，阳脉涩，阴脉弦，法当腹中急痛者，先用小建中汤，不差者，与小柴胡汤主之。

涩则必痛，弦则必急，所以腹急痛而投以小建中者，谓和其在里之阴寒也。若服药不差，则弦为少阴本经之脉，涩乃土受木制，腹痛者，几几有入太阴之势，唯亟用小柴胡，平木以

---

① 瓜蒌：《伤寒论·辨太阳病脉证并治中》作"瓜蒌根"。

救土矣。

伤寒五六日中风，往来寒热，胸胁苦满，默默不欲饮食，心烦喜呕，或胸中烦而不呕，或渴，或腹中痛，或心下悸，或胁下痞硬，小便不利，或不渴，身有微热，或咳者，小柴胡汤主之。

寒为阴，热为阳。阳不足，则阴凑之，故恶寒。阴不足，则阳凑之，故发热。寒热定时者为疟，少阳之寒热无定时，故往来也。手少阳三焦之脉，络于心包，足少阳胆脉行于两胁，邪壅不得宣畅，故胸胁苦满也。邪在表则呻吟不安，在里则心烦闷乱，今自表方入里，经所谓阳入之阴，静默默也。邪在表则能食，入里则不能食，今在表里之间，故但不欲食，未至不能食也。心烦喜呕，邪热伏饮，抑塞而上涌也。或呕，或不呕，或渴，或不渴，邪之出入不常，所以变动不一。要以小柴胡之和法，随症而加减之。

伤寒五六日，头汗出，微恶寒，手足冷，心下满，口不饮食，大便硬，脉细者，此为阳微结，必有表，复有里也。脉沉，亦在里也，汗出为阳微。假令纯阴结，不得复有外症，悉入在里。此为半在里半在外也。脉虽沉紧，不得为少阴病，所以然者，阴不得有汗。今头汗出，故知非少阴也，可与小柴胡汤。若不了了者，得屎而解。

只有微恶寒为外症，其余肢冷、不欲食、脉或细或沉，皆少阴象也。而确指为阳微结者，以头汗出故耳。

按：三阴脉，皆至颈胸中而还，不上循头。今既非大汗亡阳之危症，而濈濈于诸阳之会，此明是阳邪不得外越。仲景恐人尚不明白，又设假令纯阴结一层，自难自解，归结于小柴胡汤。盖病症之疑似，必剖晰微芒，每读此等书，必悉心体会，益叹粗工之卤莽造孽也。得屎而解，当于大柴胡汤酌之。不得复有外症二句，倒装法。

凡柴胡汤病证而下之，若柴胡证不罢者，复与柴胡汤，必蒸蒸而振，发热汗出而解。

误下，幸不结胸，则柴胡症不罢，宜仍与柴胡正之。必振而汗出者，因下后里虚也。

本发汗，而复下之，此为逆也。若先发汗，治不为逆。本先下之，而反汗之，此为逆也。若先下之，此不为逆。

少阳虽汗、下俱禁，然亦有当汗者，如小柴胡加姜、桂。有当下者，如大柴胡与调胃是也。当和解而用下药，必引外邪入里，故为逆。若先服小柴胡而后下之，外证必已渐解，故曰不为逆。凡下证已下之后，无再表之理。后半节料是互文，不必曲解。

太阳病，十日以去，脉浮细而嗜卧者，外已解也。设胸满胁痛者，与小柴胡汤。但浮者，与麻黄汤。

胸满胁痛，必邪在半表半里，未尽解也，故以小柴胡解之。但浮者，谓浮而不细，既有太阳之脉，必兼有太阳之外症，不得已而仍用麻黄汤。

伤寒六七日，发热微恶寒，肢节烦疼，微呕，心下支结，外证未去者，柴胡加桂枝汤①主之。

发热恶寒，肢节烦疼与呕，皆太阳外症未去。然玩两"微"字，特未全罢耳，而又心下支结，则热邪支撑于两旁，凝结于胸臆，纯是少阳形证。故用桂枝减半以治太阳，小柴胡治少阳，虽亦减半，而以柴胡为君，故不列于太阳合并条中，而附在少

---

① 柴胡加桂枝汤：《伤寒论·辨太阳病脉证并治下》作"柴胡桂枝汤"。

阳也。

柴胡加桂枝汤

桂枝　黄芩　人参　芍药各两半　甘草一两　柴胡四两　半夏二合半　生姜两半　大枣六枚

水七升，煮三升，分温服。

妇人中风，发热恶寒，经水适来，得之七八日，热除而脉迟身凉。胸胁下满，如结胸状，谵语者，此为热入血室也，当刺期门，随其实而泻之。

发热恶寒，邪方在太阳而经适来，则邪乘虚而入血室。七八日经应止，外热虽罢，而胸胁下满，不误下，而忽如结胸，盖热与血搏结而不行，故昏乱而谵语。血虽虚而邪则实，随其实而泻之者，刺期门也。期门者，肝之穴也。

妇人中风，七八日续得寒热，发作有时，经水适断者，此为热入血室，其血必结，故使如疟状，发作有时，小柴胡汤主之。

七八日而续得寒热，发作有时，已传少阳界矣，与前条邪在太阳者稍异，故前但言适来，而此言适断者。盖因热而断，即因热而结。妇人之经属少阳肝经，则寒热如疟状，惟有小柴胡提出其邪，以和解表里也。男病热入血室，载阳明条中，从此亦可参悟。

妇人伤寒，发热，经水适来，昼日明了，暮则谵语，如见鬼状，热入血室故也。无犯胃气及上二焦，必自愈。

昼属阳，阴邪退，故明了。暮属阴，血症得阴而剧，故谵语如见鬼。无犯胃气，不可下也。及上二焦，不可吐与汗也。仍是汗、吐、下三禁，舍小柴胡而外无别法也。自愈者，经行血下，邪热随之而去，犹红汗之意乎？

血弱气尽，腠理开，邪气因入，与正气相搏，结于胁下。正邪分争，往来寒热，休作有时，默默不欲饮食。脏腑相连，其痛必下，邪高痛下，故使呕也，小柴胡汤主之。

四条小异大同，当参互读，此尤词详而意显者也。血弱气尽，言经之适来适断，血虚而气亦虚，故腠理开而邪入血室也。胁下为少阳部位，邪与正搏而结于此，故阴胜则寒，阳胜则热，时休时作也。血弱气虚，必胃阳不能运化，胁下结，必胃气亦多抑塞，故不欲饮食。血室者，冲脉也，下居腹内，为厥阴肝之所主，而少阳之胆即附之，故曰脏腑相连。腑邪在上，故曰邪高。脏邪在下，故曰痛下。上下交病，逆气有升无降，必胃中或痰、或饮，挟邪而上冲，宜其呕也。此时惟有和解一法，见小柴胡为必用之药也。

服柴胡汤已，渴者，属阳明也，以法治之。

少阳之寒热往来，亦间有渴者，唯服小柴胡而后渴，必起先不渴，药后反渴，故谓之转属阳明者，以其津液少也。曰法治之，或外症未罢，当仍用本汤去半夏加瓜蒌法。里多外少，当用大柴胡法。若津干热炽，又有人参白虎法。仲景之意，示人随时施治耳。

伤寒六七日，无大热，其人烦躁者，此为阳气入阴故也。

六七日为经尽欲传之候，幸无大热，似乎解矣。奈何治病者，不于邪在阳经，亟使从外而出，直致忽然烦躁，坐视其传入阴分乎！言之可恨。

凡病若发汗，若吐，若下，若亡津液，阴阳自和者，必自愈。

汗、吐、下未尽合法，所以亡津液。然其证与脉，或阴阳自和，必津液复生，所以自愈。

少阳下篇_{皆坏症}

若已吐下、发汗、温针，谵语，柴胡症罢，此为坏病，知犯何逆，以法治之。

已吐下而又发汗，且温针以助其热，宜乎其谵语也。正气已虚，邪气尚炽，必有变幻莫定者。前医既误于前，宜细细剖晰，确知其何逆而治之，必有起色。若一无把捉，徒事排挤，病人何幸而连遭摧折。噫！吾见亦多矣。

伤寒五六日，已发汗而复下之，胸胁满微结，小便不利，渴而不呕，但头汗出，往来寒热，心烦者，此为未解也，柴胡桂枝干姜汤主之。

汗而且下，宜其解矣。今胸胁满结，往来寒热，非明明少阳症乎？然小便不利，虽津液必少，亦太阳之膀胱不行也。渴而不呕，虽气不上逆，亦阳明之胃热未清也。小柴胡汤中，因渴而去半夏，因胸满而去参、枣，加桂枝解表，牡蛎、干姜咸软结而辛散满，花粉润渴而去热，则此方乃少阳为主，而兼顾二阳者也。

柴胡桂枝干姜汤①

柴胡_{半斤} 桂枝 干姜 黄芩 牡蛎_{各三两} 甘草_{二两，炙}
瓜蒌根_{四两}

水一斗二升，煮取六升，去渣，再取三升，温服一升，日三服，初服微烦，复服汗出便愈。

伤寒八九日，下之，胸满烦惊，小便不利，谵语，一身尽

---

① 柴胡桂枝干姜汤：《伤寒论·辨太阳病脉证并治下》本方干姜、牡蛎均作"二两"。

重，不可转侧者，柴胡加龙骨牡蛎汤主之。

下之而外邪未尽，乘虚入里，此必系少阳而误下。故胸满而烦惊者，心恶热而神不守，并胆气大虚，将军之官，失营而多畏也，因而津液不行，胃热妄语。身重不可转侧，津耗而血涩不利，阳气不能宣通也。仍与柴胡汤去甘草，以除烦满。人参、茯苓入心以益其虚。龙骨、牡蛎、铅丹敛心以镇其惊。加大黄以涤胃热止谵语。加桂枝以达阳气，解身重。此三阳并治，而和解少阳居半也。

柴胡加龙骨牡蛎汤①

柴胡四两　半夏二合洗　大黄二两　桂枝　人参　茯苓　生姜　牡蛎各一五钱　龙骨煅　铅丹水飞，各一两　大枣六枚

水八升，煮取四升，纳大黄如棋子大，更煎一二沸，分温服一升。

太阳病，过经十余日，反二三下之，后四五日，柴胡症仍在者，先与小柴胡汤。呕不止，心下急，郁郁微烦者，为未解也，与大柴胡汤下之。

十余日而二三下之，必阳邪未清，下之而尽驱入里也。玩柴胡症仍在，与小柴胡，而呕，与急，与烦。所谓外邪未解，即不可治内，里症已具，复不可专外，非小柴胡之力所能胜任也，故与大柴胡分提表里之邪，始为合法。

伤寒十三日不解，胸胁满而呕，日晡所发潮热，已而微利，此本柴胡症，下之而不得利，今反利者，知医以丸药下之，非其治也。潮热者，实也，先宜小柴胡汤以解外，后以柴胡加芒

---

① 柴胡加龙骨牡蛎汤：《伤寒论·辨太阳病脉证并治中》本方为：柴胡四两，龙骨、黄芩、生姜（切）、铅丹、人参、桂枝（去皮）、茯苓各一两半，半夏二合半，洗大黄二两，牡蛎一两半（熬），大枣六枚（擘）。

硝汤主之。

伤寒十三日为再传经，当解之时。今胁满而呕，少阳也。胸满潮热，阳明也。本当以少阳为主，乃阳证不得有利，而反利者，以丸药误下，必有辛热之药，留渣滓于肠胃间，虽利而热不清也。先以小柴胡解其外，后加芒硝者，涤下焦血分之热也。此症不用大柴胡者，恐伤津液故耳。

柴胡加芒硝汤①

柴胡半斤　人参　甘草　生姜各三两　半夏半升　大枣十二枚芒硝六两　黄芩一两

水一斗二升，煮六升，去渣，内硝，再煎取三升，先服一升，不解再服。

---

① 柴胡加芒硝汤：《伤寒论·辨太阳病脉证并治中》本方为：柴胡二两十六铢，黄芩一两，人参一两，甘草一两（炙），生姜一两（切），半夏二十铢，大枣四枚（擘），芒硝二两。

卷　五

合　病

合病惟三阳有之。如发热、恶寒、头痛，太阳病也。而又兼不眠，此太阳阳明合病也。若兼呕恶，即太阳少阳合病也。若发热、不眠、呕恶，即阳明少阳合病也。三者俱全，便是三阳合病为重。

太阳与阳明合病，胸满而喘者，不可下，宜麻黄汤主之。

阳明近太阳，所以合也。喘属太阳伤寒本病，胸属阳明部位，两邪合而上攻其肺，所以喘而胸满。麻黄散寒，能泄肺家之实满，杏仁下气定喘，佐以桂枝、甘草之和解，则太阳之邪散，阳明亦必随之而愈，故专用太阳治法。两经病，必见脉浮大，太阳也。脉长，阳明也。外症必头痛腰疼，太阳也。肌热、目痛、鼻干，阳明也。余可类推。

太阳与阳明合病，不下利但呕者，葛根加半夏汤主之。

太阳之膀胱属水，阳明之胃主饮，风邪之性上行，则水饮泛而涌出，此太阳阳明相合而呕也。麻黄、葛根祛两经之寒邪。半夏、生姜辛温，消痰涤饮，则呕逆自止。

葛根加半夏汤

葛根四两　半夏半升　生姜　麻黄各三两，去节，汤泡，去黄汁，焙干　芍药　桂枝　甘草炙，各二两　大枣十二枚

先煮麻黄、葛根，去白沫，内诸药，再煎，去渣，温服，覆取微似汗。

太阳与阳明合病者，必自下利，葛根汤主之。

风性上行，呕即太阳风伤卫证也。寒性下行，利即太阳寒伤营证是也。太阳之热邪甚，胃气不分水谷则清浊杂下。麻黄、葛根散两经之表，桂枝和营卫，姜、枣、甘、芍健脾胃而和中，内外分解，不治利而利自止矣。前条上逆而呕，则不下走。此条下利，则不上逆，故不用半夏，防津耗也。病情之参差，用药之轻重，间不容发。设遇即呕且利者，其势必甚，可不用细心理会之乎？

葛根汤

葛根四两　麻黄　桂枝　芍药①　生姜各三两　炙草二两　大枣十二枚

先煮麻黄、葛根，去沫，内诸药煮，温服，取微似汗，不须啜粥。

太阳与少阳合病，自下利者，与黄芩汤，若呕者，黄芩加半夏生姜汤。

有太阳之身热、头痛、项强，又有少阳之耳聋、胁痛、口苦等证，故曰合病。自利者，不因攻下而泄泻也。太阳阳明下利，表证多。阳明少阳下利，里证多。太阳少阳则在半表半里。故用黄芩之苦以坚之，芍药之酸以收之，甘草、大枣之甘以温之。后人多依此方增减，无不应手而愈，此万世治痢之祖也。若呕者，胃气逆而挟饮也。《千金》曰：生姜，呕家圣药，为能散逆也。《金匮》曰：半夏以去水，水去则呕止，痰饮下也。

---

① 桂枝芍药：《伤寒论·辨太阳病脉证并治中》桂枝、芍药均作"二两"。

黄芩汤

黄芩三两　芍药　甘草各二两　大枣十二枚

水四升，煮二升，去渣，分温日再服。

黄芩加半夏生姜汤　即与黄芩汤中加二味。

半夏半升　生姜二两①

阳明与少阳合病，必下利。其脉不负者，顺也。负者，失也，互相克贼，名为负也。脉滑而数者，有宿食也，当下之，宜大承气汤。

土与木，俱挟邪扰中气，必水谷不宁，宜必下利也。阳明脉大，少阳脉弦。不负者，水不克土，则土不受贼，故曰顺也。此时恐木邪日盛，土气愈衰，惟有下之一法，涤外邪而保元气，然必视脉滑而数者，方知有宿食，方可用大承气。胃肠坚实，则有益而无损，否则空虚之腹，能受此大创乎？

三阳合病，腹满身重，难以转侧，口不仁面垢，谵语，遗尿。发汗必谵语。下之则额上出汗，手足逆冷。若自汗者，白虎汤主之。

腹满、身重、口不仁、谵语，阳明也。面垢，少阳也。遗尿，太阳也。三症阳明独多，表里俱有邪。然发汗必燥热愈甚，攻里恐虚阳上脱，故禁之。其自汗出者，表邪欲散，故用白虎以解热，而又无碍于表里。

三阳合病，脉浮大，上关上，但欲眠，目合则汗。

太阳之脉浮，阳明之脉大，上关上者，少阳也。但欲眠，似少阴病，然阴不得有汗。目合则汗者，胆有热也，宜小柴胡汤或白虎汤。

---

① 二两：《伤寒论·辨太阳病脉证并治下》作"一两半，一方三两"。

并 病

并病者，一经未解于前，一经旋踵于后，既非传经之代嬗①，亦非合病之齐见，如逼而相并，故曰并病。若见之不透，治之不的，必缠绵而迁变。圣人或不示治法，大约就本经而兼顾所并之经，则有传经诸条、诸方在。

二阳并病，太阳初得病时，发其汗，汗先出不彻，因转属阳明，续自微汗出，不恶寒。若太阳病症不罢者，不可下，下之为逆，如此可小发汗。设面色缘缘正赤者，阳气怫郁在表，当解之、熏之。若发汗不彻不足言，阳气怫郁不得越，当汗不汗，其人烦躁，不知痛处，乍在腹中，乍在四肢，按之不可得，其人短气，但坐以汗出不彻故也，更发其汗则愈。何以知汗出不彻？以脉涩故知也。

太阳汗不出而转属阳明，微汗不恶寒，明是阳明候矣，然太阳未罢，故不宜下而仍宜汗。设面色缘缘正赤者，寒邪深重，阳气怫郁在表，则可解之、熏之，用大汗之法。否则不过发汗不彻，非怫郁之症，不足言阳不得越也。特已汗而正虚，不彻而邪在，故烦躁不知痛处，在腹、在肢等症，形容按之不得，邪犹在之验也。短气、脉涩，正已虚之验也。此时不得不更发汗，"更"字当作平声。《尚论》曰：太阳中篇，伤寒发汗，解半日许，复烦，脉浮数者，可更发汗。然则彼更桂枝汤，此宜更桂枝葛根汤矣。

二阳并病，太阳症罢，但发潮热，手足漐漐汗出，大便难而谵语者，下之则愈，宜大承气汤。

---

① 代嬗：前后递迁、演变。

太阳已罢，阳明胃腑症俱见，所以宜下。此条与上条绝不同。

太阳与少阳并病，头项强痛，或眩冒，时如结胸，心下痞硬者，当刺大椎第一间、肺俞、肝俞，慎不可发汗，汗则谵语，脉弦。五六日谵语不止，当刺期门。

成无己曰：太阳脉络头下项，头项强痛，太阳表也。少阳脉循胸络胁，如结胸痞硬，少阳里也。太少并病，不纯在表，故头项不但强痛，而或眩冒，亦未全入里，故如结胸痞硬，邪在半表半里也。刺肺俞，所以泄太阳，肝俞所以泄少阳。若发汗，亡津液，损胃气，则少阳木邪克土，必谵语而脉弦。五六日传经尽而谵语不止，少阳邪热甚也，故刺期门以泄肝胆之气。

按：肺俞在背第三椎下两旁，肝俞在九椎下两旁。不能刺而用药，宜柴胡、桂枝、瓜蒌实、柴胡加龙骨汤。

太阳少阳并病，心下硬，头项强而眩者，当刺大椎、肺俞、肝俞，慎勿下之。

与前条症同治亦同，但前条禁汗，此条禁下。汗则第祛太阳之邪，必少阳之邪伐胃，故谵语。下则第攻少阳之邪，太阳之邪乘虚入里，必成结胸。

太阳少阳并病而成结胸①，心下硬，下利不止，水浆不下，其人心烦。

太少并病，本是时如结胸，心下痞硬，况下之，有不诸恶症具见乎？或曰此宜生姜泻心汤、小陷胸汤。

---

① 而成结胸：《伤寒论·辨太阳病脉证并治下》作"而反下之，成结胸"。

两　感

　　若两感于寒者，一日太阳受之，即与少阴俱病，则头痛，口干，烦满而渴。二日阳明受之，即与太阴俱病，则腹满身热，不欲食，谵语。三日少阳受之，即与厥阴俱病，则耳聋，囊缩而厥，水浆不入，不知人者，六日死。若三阴三阳，五脏六腑皆受病，则营卫不行，脏腑不通而死矣。

　　赵嗣真曰：太阳与少阴俱病，则头痛项强，为太阳邪盛于表。口干而渴，为少阴邪盛于里也。阳明与太阴俱病，则身热谵语，为阳明邪盛于表。不欲食，腹痛，为太阴邪盛于里也。少阳与厥阴俱病，则胁痛耳聋，为少阳邪盛于表。囊缩而厥，为厥阴邪盛于里也。

　　庞安常云：脉沉大者，太阳少阳。沉长者，阳明太阴。沉弦者，少阳厥阴也。

　　钱祯曰：有少阴先溃于内，而太阳继之于外者，即纵情肆欲之两感也。太阴受伤于里，而阳明重感于表者，即劳倦竭力、饮食不调之两感也。厥阴气逆于脏，少阳复病于腑者，即七情不慎、疲筋败血之两感也。此探本之论，发前人所未发，能究其所以然之故，便得所以治法。

　　仲景论两感为死症，而复以治有先后，发表攻里之说继之者。盖所禀有虚实，所感有浅深。体实而感浅者，犹或可治。后人解先后之说甚多，《证治论》《活人书》皆云，宜先救里，内才温，则可治矣，故有四逆之说。惟《准绳》斟酌表里，谓如下利不止，身体疼痛，则先救里。如不下利，身体疼痛，则先救表。甚得随症缓急之法。

　　《活人》云：救表宜用桂枝，救里宜用四逆。恐四逆以火济火，腹满、谵语、囊缩诸症无由而除，脏腑无由而通。疑仲景所谓发表，葛根麻黄汤乎？攻里，调胃承气乎？

李梴曰：表里俱急者，大羌活汤。阳症，体痛而不下利者为表急，先以葛根、麻黄解表，后以调胃承气攻里。阴症，身痛而下利不止者为里急，先用四逆救里，后以桂枝救表。古法：一日太阳少阴，五苓散主之，头痛加羌活、防风，口渴加黄柏、知母。二日阳明太阴，大柴胡汤。三日少阳厥阴，危甚，大承气加川芎、柴胡救之。诸说具备，临时审之。

刘宗厚曰：伤有兼风、兼湿不同，表里俱虚、俱实之异，大抵俱虚为多。脉从阳者可治，从阴者难治。

《尚论》曰：予治金鉴一则，先以麻黄附子汤汗之，次以附子泻心汤下之，二剂而愈。今人见烦热枯燥之症，不敢用附子者，恶其以热助热也。不知肾中阳气不固，精液不得上升，故枯燥外见。才用附子，助阳则阴气上交于阳位，如釜底加火，釜中之水气必上胜矣。观此则两感症，仍有阴阳两解之法在。

又曰：假如其人肾水将绝，真阳发露，外现种种躁扰之症。若再治太阳之邪，顷刻亡阳矣。是必先温其在经之阳，兼益其阴以培阳之基，然后方治太阳之邪，犹为庶几。此与少阴宜温之例合也。

又如，其人平素消瘦，兼以内郁之邪灼其肾水，外现鼻煤、舌黑种种枯槁象者，若再治太阳之邪，顷刻亡阳而死矣。是必急下以救将绝之水，水液既回，然后方治太阳之邪，犹为庶几。此与少阳宜下之例同也。

又如，其人邪发于太阳经者，大热恶寒，头疼如劈，腰脊项强痛，胸高气喘，种种危急，温之则发狂发斑，下之则结胸谵语，计惟有先从太阳桂枝解之。解已，然后或下、或温，以去其在阴之邪也。此则当用太阳之表例，而与太阴之表例略同也。此二条在《尚论·温病篇》中，以其合于两感，故摘附此卷，学者留心参看。

洁古大羌活汤

羌活　独活　防风　防己　黄连　黄芩　苍术　白术　炙草　细辛各三钱　知母　川芎　生地各一钱

上咬咀，每服半两，水一盏，煎一盏，去渣，热饮之，不解再服，病解则止。若有余证，依仲景法治之。吴鹤皋曰：易老此方，意谓传经者，皆为阳邪。一于升阳散热，滋养阴脏，感之浅者，尚或可平。

脏　结

问曰，病有结胸，有脏结，其状如何？答曰，按之痛，寸脉浮，关脉沉，名曰结胸也，何谓脏结？答曰，如结胸状，饮食如故，时时下利，寸脉浮，关脉小细沉紧，名曰脏结。舌上白苔滑者，难治。

二症皆误下后，邪气乘虚入里之故。邪与阳结，则为结胸，阳气在胸，故结在上。邪与阴结，则为脏结，脏居阴位，故结在下。邪在阳分者，阴气不得上通，故按之痛。脉浮为寒邪，关沉为入里也。邪在阴分者，下结而上不结，故饮食如故。浊阴在下，故时下痢。脉已浮而沉，又加细小紧者，阳气不得下达，则阴凝阴位也。此时或见热症，犹为易治。舌上白苔，则上焦亦寒，实为危症，温里散邪，使阴消而邪解。良工其剧费苦心乎？

脏结无阳证，不往来寒热，其人反静，舌上苔滑者，不可攻也。

无阳症，则表无热。不往来寒热，则半表半里无热。其人反静，则里又无热。经曰：舌上如苔者，丹田有热，胸中有寒，故不可攻。盖丹田属阴而反热，胸中属阳而反寒，则上下皆邪气拒格，故必调其阴阳，使滑苔退而徐议攻之，庶几结可以解。王朝奉曰：可刺关元穴，内服小柴胡汤。

病胁下素有痞，连在脐旁，痛引少腹，入阴筋者，此名脏结，死。

素有痞而连脐旁，必肾阴久衰，肝木失荣，脾气大虚者，又复寒邪内乘，自必痛引少腹，宗筋拘急，故不治。

结　胸

《六书》云：胸膈满者，胸中气塞满闷也，非心下满。胁满者，胁肋胀满也，非腹中满。盖表邪传里，必先胸以至心腹入胃。故胸满多带表证，宜微汗。胁满多半表半里，宜和。胸中痰实者，宜涌之。如结热躁渴便秘，则宜下。

病发于阳，而反下之，热入因作结胸。病发于阴，而反下之，因作痞。所以成结胸者，以下之太早故也。

发于阳者，表也。下之而表热入，则阳邪结于阳位，故结在胸也。发于阴者，阳邪已转入阴经，故下之不言热入，但作痞者，或在心下，或在边旁，阴邪结于阴位，犹轻于结胸。故"下早"句，只申言结胸也。此皆太阳之变症，"发于阴"三字，勿误认无热恶寒之中寒证。

太阳病，脉浮而动数，浮则为风，数则为热，动则为痛，数则为虚，头痛发热，微盗汗出，而恶寒者，表未解也。医反下之，动数变迟，膈内拒痛，胃中空虚，客气动膈，短气烦躁，心中懊憹，阳气内陷，心下因硬，则为结胸，大陷胸汤主之。

若不结胸，但头汗出，余无汗，剂颈而还，小便不利，身必发黄出①。

浮本太阳之脉，动与数亦皆阳脉也。太阳本自汗而恶寒，因日久而言微、言"反"，疑为欲传之候，其实犹在太阳经也，故头痛发热，为表邪未解。医不知而误下，则动数变而为迟，膈气与邪气格闭则痛。胃中真气空虚，外客邪冲动其膈，则气短烦躁懊侬，皆阳气内陷而邪热结，壅塞于心下，为硬满而痛，成结胸。与大陷胸者，大下而开其结也。若不结胸，犹为轻症。头汗出，阳尚用事也。余无汗，阴脉不过颈也。小便不通，阳不下达，阴不任事，必停湿也。湿停而渗入胃，必蒸而发黄，当于发黄条酌治之。

大陷胸汤

大黄六两，去皮　芒硝一升　甘遂一两②

水六升，先煮大黄，取二升，去渣，入芒硝，煮一二沸，内甘遂末服。得快利，止后服。

刘心山曰：结胸痞满，多由痰饮凝结，故陷胸、泻心，用甘遂、半夏、瓜蒌、枳实、旋覆之类，皆为痰饮而设。

太阳病，重发汗而复下之，不大便五六日，舌上燥而渴，日晡所小有潮热，从心下至少腹硬满而痛，不可近者，大陷胸汤主之。

汗而复下，津液亡而热邪内结，致不便五六日，舌燥而渴，日晡潮热，属阳明胃，小有热，既不是阳明大热。从心上至少腹痛，则太阳结于胸，非阳明内实之症。故不用承气用陷胸者，

---

① 出：《伤寒论·辨太阳病脉证并治下》无此字。
② 一两：《伤寒论·辨太阳病脉证并治下》作"一钱匕"。

使一腹之中，上下邪气痰饮，皆由此而荡涤无余者也。然汗下之后，必脉实者用之。

伤寒六七日，结胸热实，脉沉紧，心下痛，按之石硬者，大陷胸汤主之。

伤寒六七日，不言下早而结胸者，或承上文而脱写，或里气素虚，邪入而结，俱未可知。热实是热邪填实于胸。沉为里，沉紧为寒邪传里。心下痛而石硬，此热实之明验。

伤寒十余日，热结在里，复往来寒热者，与大柴胡汤，但结胸，无大热者，此为水结在胸胁也，但头微汗出者，大陷胸主之。

十余日热结，可下之候矣。复往来寒热，则半表半里，未全敛结，故以两解之大柴胡下之。无大热者，不实硬而结胸，必有水气郁滞，周身汗出，方能解散。但头汗不能外泄，故下之。《活人》云：水结胸，小半夏加茯苓汤、小柴胡去枣加牡蛎汤主之。

结胸者，项亦强，如柔痉状，下之则和，宜大陷胸丸。

颈项为太阳部位，邪已结于胸中，而项强如柔痉者，虽不致手足反张，而阳邪迫结，其热甚剧。故以黄、硝之苦寒荡热，加葶苈以佐甘遂而涤饮，更用杏仁理肺气，白蜜润肠胃。变汤为丸者，取连渣药力胜耳。

大陷胸丸

大黄半斤　芒硝　杏仁去皮，各半升　葶苈半斤①

捣筛二味，内杏仁、芒硝，合研如脂，和如弹丸一枚，别捣甘遂末一钱，白蜜二合，水二升，煮取一升，服之，一宿乃下，不下更服，取下为效。

---

① 半斤：《伤寒论·辨太阳病脉证并治下》作"半升"。

结胸证，其脉浮大者，不可下，下之则死。

必寸浮关沉，乃为结胸可下之症。今脉浮大，则表未全入，里未全实也，下之有不邪聚而正脱者乎？

结胸证具，烦躁者亦死。

结胸证而敢于下之者，恃胃气实也。烦躁则津液已枯，胃气垂绝矣。

小结胸病，正在心下，按之则痛，脉浮滑者，小陷胸汤主之。

小结胸，正在心下，不似大结胸之上下俱硬也。按之则痛，不似痛不可近也。脉浮浅于沉，滑缓于紧，所以有大小之目也。黄连苦寒以邪热，半夏辛温以散结，瓜蒌寒润以涤垢。结胸多痰热凝聚，此三物足以开散矣。

小陷胸汤

黄连一两　半夏半升，洗　瓜蒌实一枚

水六升，先煮瓜蒌，取三升，去渣，内诸药，煮取二升，去渣，分温三服。

寒实结胸，无热证者，与三物小陷胸汤，白散亦可服。

其人胃气素虚，寒痰胶塞，虽外邪入里，不能作热。小陷胸最能涤饮，恐寒药不宜，白散为稳。

白散方

桔梗三分　巴豆三分①，去皮，炒②黑，研如泥　贝母三分

二味为末，内巴豆，更杵，白饮和服，强人一钱，羸者减之。病在膈上必吐，膈下必利，不利进热粥一杯，利过不止，

---

①　三分：《伤寒论·辨太阳病脉证并治下》作"一分"。
②　炒：原文为"砂"，据文义改。

进冷粥一杯。

按：结胸症，诚为下早而成，然必邪入，实热与胸中阳气狃结不开，为硬，为痛，方与大下。否则上焦为清道至高之分，恐伤元气也。又有不因误下而结者。经云，热已入里，久不攻之，亦至结实，名曰三死一生，是失下也。有汗后，热气传入心下而痞者，是失汗也。《活人》云：若误下了，未成结胸者，争频与理中汤，治中焦故也。有厥症者，兼与四逆汤。戴元礼曰：有热实结胸，更有寒实结胸，虽痛而无烦躁等症。此因下后虚逆，寒气独结，宜理中加枳实半钱，茯苓一钱，或枳实、茯苓、人参、白术、干姜、甘草，六味为末，蜜丸弹子大，每服二丸，热汤化下，连进二三服，即可豁然。渴加瓜蒌根，自汗加牡蛎。又有水结胸者，无大热，头微汗出，宜小半夏茯苓汤。又有血结胸，手不可近，嗽水不欲咽，喜亡①如狂，大便黑，小便利，宜犀角地黄汤。此痞危险，故采诸说以备急。

痞

伤寒汗出，解之后，胃中不和，心下痞硬，干噫同嗳**食臭，胁②下有水气，腹中雷鸣，下利者，生姜泻心汤主之。**

胃为津液之主，阳气之根。《保命集》云：脾不能行气与四脏，结而不散则为痞。今汗解后，胃液空虚，客气上逆，则未必过饱。如饱而恶食，土不能制水，则水气攻下，故腹雷鸣而下利。与泻心汤，而君生姜者，散邪涤饮，益胃以复阳也。辛走气，散痞者必用辛。半夏、干姜分阴以行阳也，黄连、黄芩苦先入心，降阳而升阴也。通上下者，必和其中。人参、大枣、甘草补脾而使诸药得力，则诸病可愈矣。

---

① 亡：通"忘"。《淮南子》："是亡楚国之社稷，而不率吾众也。"
② 胁：原作"脚"，据《伤寒论·辨太阳病脉证并治下》改。

生姜泻心汤

生姜四两　甘草炙　人参　黄芩各三两　干姜　黄连各一两
半夏半升　大枣十二枚

水一斗，煮二升，去渣，再煎，取三升，温服一升，日三服。

伤寒五六日，呕而发热者，柴胡汤证具，而以他药下之，柴胡证仍在者，复与柴胡汤。此虽已下之，不为逆①，却发热汗出而解。若心下满而硬痛者，此为结胸也，大陷胸汤主之。但满而不痛，此为痞，柴胡汤不中与之，宜半夏泻心汤。

少阳忌下，更甚于他经，误下而少阳不变，更与桂枝而汗解者，其轻焉者也。硬满而成结胸者，其重焉者也。若满而不痛者，虽无前条干噫、下利诸症，然病人一经邪闭，即肺气不通，聚为痰饮，况又误下，则外邪内陷心胸，如何得解？故于泻心汤去生姜，以半夏为君，使有形之痰与无形之热俱去也。

半夏泻心汤

人参　黄芩　甘草炙，各三两　半夏半升　干姜　黄连各一两
大枣十二枚

煎法、服法同前。

伤寒中风，医反下之，其人下利日数十行，谷不化，腹中雷鸣，心下痞硬而满，干呕心烦不得安。医见心下痞，谓病不尽，复下之，其痞益甚。此非结热，但以胃中虚，客气上逆，故使硬也。甘草泻心汤主之。

---

① 不为逆：《伤寒论·辨太阳病脉证并治下》此后有"必蒸蒸而振"五字。

明明误下而痞，犹不省所以下利腹鸣，硬满呕烦之咎。又谓病不尽而复下，懵懂而再误耶？奸险而怙终耶？圣人直指为此非结热。盖胃中虚者，正宜用人参。恐客气上逆，反足以助邪，故但重用甘草以和中气。若散邪涤饮，除烦益胃，非泻心汤无别法也。

甘草泻心汤

甘草四两　干姜三两　半夏半升　黄芩三两　黄连一两　大枣十二枚

伤寒大下后，复发汗，心下痞，恶寒者，表未解也。不可攻痞。当解表，表解乃可攻痞。解表宜桂枝汤，攻痞宜大黄黄连泻心汤。

汗下颠倒，已成痞满，而犹恶寒者，表不为汗解，则宜先解而后攻。服桂枝后，必无痰饮凝滞，故无取姜、半，竟用大黄、黄连二味，以热邪在心，利其速去，更以麻沸汤渍服，取其味薄而泻虚热也。

大黄黄连泻心汤

大黄二两　黄连一两

上二味，以麻沸汤渍之，须臾绞去渣，分温再服。

脉浮而紧，而复下之，紧反入里，则作痞，按之自濡同软，但气痞耳。按之濡，其脉关上浮者，大黄黄连泻心汤主之。心下痞，而复恶寒汗出者，附子泻心汤主之。

浮紧为阳邪，因误下而作痞，幸无痰饮凝结，按之软而但成气痞也。然紧反入里，关上见浮，明是阳邪不散，此宜以三黄泻心以驱之矣。至恶寒汗出者，前条但恶寒，故用桂枝解表，此条更多汗出，几有阳虚飞越之惧，非三黄不能去痞热，非附子不足以监三黄而为节制之兵。此寒热并用，神乎神者也。

附子泻心汤

大黄二两　黄芩　黄连各一两　附子一枚，炮，去皮，切，别煮取汁

将三黄以麻沸汤二升渍之，须臾绞去渣，内附子汁，分温再服。

太阳中风，下利呕逆，表解者，乃可攻之。其人漐漐汗出，发作有时，头痛，心下痞硬满，引胁下①，干呕短气，汗出不恶寒者，此表解里未知也，十枣汤主之。

此方不可轻用，故言表解者乃可攻之，又提汗出不恶寒者，叮咛之意也。漐漐汗出，发作有时，不恶寒，皆表解之验。上呕下利，心下硬满，胁痛短气，则邪热内蓄，必有伏饮为患。即头痛亦水气上攻，气血凝滞，非表症可比，故用此峻下之剂，与陷胸等。

十枣汤

芫花炒　甘遂　大戟　大枣十枚

上三味等分，各捣，水升半，先煮枣，取八合，去滓，内药末，强人服一钱，羸者服半钱，平旦温服。若下少，病不除者，明日更服，加半钱。得快下利后，糜粥自养。

芫花、大戟辛苦，逐胸中痰饮。甘遂苦寒，直达水气所结之处，俱以攻决为用。大枣甘以缓之也。十枣汤、小青龙汤治水气干呕。桂枝汤治太阳汗出干呕。姜附汤治少阴下利干呕。吴茱萸汤治厥阴吐涎沫干呕。又海藏曰：表有水，用小青龙。里有水，用十枣。

---

①　下：《伤寒论·辨太阳病脉证并治下》此后有"痛"字。

伤寒胸中有热，胃中有邪气，腹中痛，欲呕吐者，黄连汤主之。

邪入里而上寒下热者，丹田有热，胸中有寒，舌上如苔者是也。风邪在上，故胸有热。寒邪在中，故胃中有邪气。阴气不得升，故腹中痛。阳气不得下，故欲呕吐。上热泄之以苦，用黄连之苦以降阳。下寒散之以辛，用姜、桂、半夏以升阴。参、枣、甘草，使中气旺而邪自散也。

黄连汤

黄连　干姜　桂枝　甘草炙，各三两　人参二两　半夏半升，洗　大枣十二枚

水一斗，煮六升，温服一升，夜二服。

伤寒发汗，若吐若下，解后心下痞硬，嗳气不除者，旋覆花代赭石汤主之。

汗吐下后，而伏饮在心下，宜乎痞硬矣。其嗳气不除，有升无降，则胃气虚损，伏邪时上逆也。旋覆降气而软坚，代赭镇重而下达，得人参、甘草，协力以纳气归元，则姜、夏之涤饮散邪自能胜任矣。《纲目》云：病解后痞硬、嗳气，下利者，生姜泻心汤。不下利者，用此汤。《活人》云：有气虚者，先服四逆，胃寒者，先服理中，然后用此汤。周扬俊曰：借此汤治反胃噎食，气逆不降者神效。

旋覆代赭汤

旋覆花　甘草炙，各三两　代赭煅，蜜水淬，出火，一两　人参二两　半夏半升，洗　生姜五两　大枣十二枚

水一斗，煮取六升，去渣，再煎，取三升，温服一升，日三服。

伤寒服汤药，下利不止，心下痞硬。服泻心汤已，复以他药

下之，利不止，医以理中与之，利益甚。理中者，理中焦，此利在下焦，赤石脂禹余粮汤主之。复利不止者，当利其小便。

痞硬与泻心而犹未愈，必泻心五方中用之不当，而更以他药下之也。下之利而更与理中，若病不在下焦，何为其利益甚。《难经》曰：中焦，中脘，主腐水谷。下焦，当膀胱上口，主分别清浊。则利在下焦者，气化不行，故大肠滑脱也。石脂、余粮，涩以止脱，重以固下，且石性沉下，并可去心下之痞。李先知所谓下焦有病人难会，须用余粮、赤石脂也。利又不止，而利小便，亦是治下焦法。

赤石脂禹余粮汤

赤石脂一斤，碎　禹余粮一斤，碎

水六升，煮二升，去渣，三服。

本以下之，故心下痞，与泻心汤。痞不解，其人渴而口燥烦，小便不利者，五苓散主之。

泻心已泻心下之热与饮，乃痞不解而反见渴与躁烦，则痞在心下，热在少腹矣。五苓非治痞之药，借用之者，开下焦之热结，则上焦亦可豁然也。

太阳病，外症未除，而数下之，遂挟热而利，利下不止，心下痞硬，表里不解者，桂枝人参汤主之。

外未解而数下之，则重虚其里，邪热乘虚而入，故利不止而心下痞硬，为邪实正虚，表与里俱不解。欲解表与里之邪者，全藉中气宣布，故用理中以和里，加桂枝者，仍是先表之意，故名其汤。

桂枝人参汤

桂枝　甘草炙，各四两　人参　白术　干姜各三两

先煮四味，后内桂，更煎，日再服。

伤寒发热，汗出不解，心下痞硬，呕吐而下利者，大柴胡汤主之。

同是表邪入里，痞硬下利也，前条用补法者，以数下而里虚故也，此条用攻法者，以发热、汗出、呕吐为实也。读伤寒书而不参互详审，徒骇其五花八门耳。安知步伐之严，尺寸不爽乎？

太阳病，医发汗，遂发热恶寒，因复下之，心下痞，表里俱虚，阴阳气并竭，无阳则阴独，复加烧针，因胸烦，面色青黄，肤瞤者，难治。今色微黄，手足温者，易愈。

发热恶寒，得于发汗之后。岂汉时即有庸工动以荆、防、柴、葛作开场引者乎？不自悔者，必曰伏邪在内，幸汗药而提出，此狡狯必成名医也。发汗既误于前，复下再误于后，汗多亡阳，下多亡阴，故表里虚而阴阳并竭。无阳阴独者，外恶寒，痞内结。此时或投附子泻心汤，庶几祛阴邪而回阳气。若又加烧针而致胸烦，则阴阳错杂，面色青黄，肌肤动掣，为木邪贼土，故曰难治。惟色黄而手足温者，土未败而阳犹在也。

按：此症由转展误治而剧，类此者十有八九，不服药为中医，谅哉！

夫痞者，否而不泰也。《保命集》云：脾不能行气于四脏，结而不散则为痞。皆邪热入里所致，亦有不因误下者，或痰、或食、或气是也。泻心汤为治痞之本方，其不同者，如热实而痞，则大黄黄连泻心是也。寒多热少者，半夏泻心是也。攻痞皆寒剂，有加附子者，一以辛热佐寒凉，开发痞之怫郁。一以汗下阳虚，固之之意也。有表下之者，祛邪而逐水气也。细加辨识，方能随症施治。

一方，用葱白、生姜、萝卜捣汁，烧热，作二饼，隔绢熨之，亦外治良法。

卷　六

三阴总①

经曰：发热而恶寒者，发于阳也。无热而恶寒者，发于阴也。发于阴者，为内感之邪。内感者，必元气素虚，或得之七情六欲，或得之形寒饮冷。其证始终只在一经，不复传变，阳动而阴静也。始必无热，而后或热者，仲景所谓反发热是也。发于阳者，为传经之邪。阳邪传变不常，或有太阳郁热，以次传至阴经者。或太阳不传阳明、少阳，竟传三阴者。或虽始于太阳，不及郁热，即入少阴者。或寒不从太阳而直伤阴经者。其中表里寒热，虽相似而实不同也。

太阴总

足太阴，脾脏也。三阳传来，热邪未尽，而挨传太阴。其经循腹内，上络嗌。致腹满、下利、咽干、尺寸俱沉细者，太阴病也。须知有二证：一为次第传经之邪，一为下后内陷之邪。如腹满咽干者，传经之阳邪也，法当下之。如太阳病，医反下之，因腹满时痛，此误下内陷之邪也，法当桂枝芍药汤，大实痛者，桂枝加大黄汤。《金匮》曰：太阴独无直中寒之证，间有啖生冷而伤脾，或腹痛而呕，法当用温。然是内伤，非关外感。凡此皆宜认清来源，依经质对，自无差误。

太阴病，脉浮者，可发汗，宜桂枝汤。

---

① 三阴总：原书目录中缺。

太阴之脉，尺寸俱沉细，今腹满咽干，而反见浮脉，必邪还于表，即从表解之，使仍得微汗而出，此至便之路也。

伤寒脉浮而缓，手足自温者，系在太阴。太阴当发身黄，若小便自利者，不能发黄。至七八日，虽暴烦下利日十余行，必自止，以脾家实，腐秽当去故也。

浮缓，似太阳中风脉，然太阳必发热，而此则手足但温，又非如少阴之逆与厥，故系在太阴也。太阴蕴湿热于内，脾为湿土，故宜发身黄。不发黄者，水道利，湿从小便泻也。既从便泻，邪必宜解，而七八日又暴烦下利者，太阴脾家受病，不能行津液，必有淤积腐秽，脾气已实而下行所当行，必为欲愈之候，故不必用他法，听其自止可也。

伤寒脉浮而缓，手足自温者，是为系在太阴。太阴者，身当发黄，若小便自利者，不能发黄。至七八日，大便硬者，为阳明病也。

不能发黄以上，与前条同。前条湿去而腐秽积，所以下利，此则湿去而津液干，所以大便硬，转入阳明者。脾阴而胃阳，与邪还于表同意，此为可下之候。

伤寒，其脉浮涩者，本是霍乱，今是伤寒，却四五日，至阴经上，转入阴必利，本①呕下利者，不可治也。欲似大便，而反矢气，仍不利者，属阳明也，便必硬，十三日愈，所以然者，经尽故也。

霍乱之上呕下利，其脉浮涩，浮为寒邪，涩为积滞，一时之阴象也。今伤寒非一时之病，而得阴脉，至四五日而转至阴经，自必下利。呕为上逆，利为下脱，似此危候，而可以粗心

---

① 本：原文为"水"，据《伤寒论·辨霍乱病脉证并治》改。

治之乎？若寒滞利尽，而胃阳来复，则矢气而不大便，便必硬而过经愈者，可以十三日为期矣。

下利后当便硬，硬则能食者愈，今反不能食，到后经中，颇能食，复过一经能食，过之一日当愈，不愈者，不属阳明也。

太阴必下利者，脾病也。利后便硬者，胃气复而能食也。反不能食者，胃气未尽复，则必过一经之期而稍能食，再过一经而竟能食，更越一日而愈者，即上条十三日之意也。若犹不愈，必内热消谷而能食，非阳明正气之复，故愈期未卜。

太阴中风，四肢烦疼，阳微阴涩而长者，为欲愈。

阳微阴涩，为风邪去而显不足之象。脾主四肢，因微涩而烦疼。长为阳明之本脉，必微涩而得长，则从阴转阳，故曰欲愈。

太阴之为病，腹满而吐，食不下，自利益甚，时腹自痛。若下之，必胸下结硬。

腹满为太阴本病。吐而食不下，邪逆于上也。自利而腹痛，邪迫于下也。此时惟有温散一法，不知而误下，必邪结于胸下，几与结胸相类，如何开解。

自利不渴者，属太阴，以其脏有寒故也，当温之，宜服四逆辈。

太阴属湿土，湿则自利而不渴。脏有寒而温之，燥湿以培土也。然曰辈者，类举之词。盖四逆辛甘相合，为大热之剂，或理中，或理中加附子，皆括于辈字中也。

本太阳病，医反下之，因而腹满时痛者，属太阴也，桂枝加芍药汤主之。

表未罢而误下，邪乘虚入里者，当作结胸，今不胸满而腹满，则邪入阴位，故曰太阴也。然腹满时痛，其痛不常，尚非大实之证，则仍用桂枝以达太阳之邪，但倍芍药以和太阴耳。

桂枝加芍药汤

加芍药二两①

煎法同前。

大实痛者，桂加大黄汤主之。

大实必有燥屎、宿食，大痛必痛无休止。但因太阳误下，而太阴受病，则桂枝疏表之中，稍加大黄，经所谓诸痛为实，痛随利减是也。

桂枝加大黄汤

桂枝加芍药汤中，再加大黄一两②。

煎法同。

太阴为病，脉弱，其人续自便利，设当行大黄、芍药者，宜减之，以其人胃气弱，易动故也。

总承上条而叮咛之。盖脉弱而续自便利，故知胃气弱，而宜减用也。若本经直入阴邪，或因腹满腹痛，而妄投大黄、芍药，尤误之甚者，可不慎诸。

---

① 二两：《伤寒论·辨太阴病脉证并治》作"三两"。

② 一两：《伤寒论·辨太阴病脉证并治》作"二两"。

卷 七

少阴上篇

少阴肾也，与太阳膀胱相表里。人之肾气本虚，受病最易而最难愈，其传变不一，与太阳同，故太阳分麻黄、桂枝、大小青龙，少阴之四逆汤散、真武汤，亦随症加减。其汗、下、吐、温各异，不外救阴、回阳二法。坊本①以传经热证与中经寒证分篇，不甚明确，存其意可也。

少阴之为病，脉微细，但欲寐也。

微必轻取而见，细必重按而得。气虚则微，血少则细，阴盛阳衰，与三阳之滑大迥别。人之精神藏于肾，精神虚而邪复混之，则欲寐者，昏昏如梦而已，非真能寐也。

少阴病，脉细沉数，病为在里，不可发汗。

沉细为阴脉，固已。《难经》云：数则为热。后人遂传信其说。喻嘉言注此条，亦云加之以数，正热邪入里之征。不知数脉之辨，惟滑数、洪数为热，其涩数、细数者多寒，暴数者多外邪，久数者必虚损。此之细沉而数，乃《内经》所云诸急者多寒。又曰：数为虚也。岂热则烦数之数乎？故在里不可发汗，恐夺血亡阳，不可收拾也。

少阳病，咽中痛，半夏散及汤主之。

少阴脉循喉咙，阴虚者必阴火上冲，益以风邪上壅，则挟痰而攻咽，故痛。用桂枝以散邪，半夏以涤饮，甘草以缓急，

---

① 坊本：旧时民间书坊刻印的书籍。区别于官本、书塾本。

不得以热与燥疑之。

半夏散及汤　治少阴客寒咽痛。

半夏洗去涎水　甘草①　桂枝等分

各捣筛，合治之，白饮和服方寸匕，日三服。若不能散服者，以水一升，煎七沸，内散两方寸匕，煎三沸，令小冷，咽之。

少阴病，咽中痛，生疮，不能语言，声不出者，苦酒汤主之。

咽伤生疮，较痛更甚矣。少阴之脉，入肺络心，心通窍于舌，心热则舌不掉。肺属金，清则鸣，热则声不出也。半夏、鸡子，涤痰润咽，苦酒能消肿敛疮，不用桂者，恐助疮热耳。

苦酒汤即米醋

半夏破如枣核大，十四枚　鸡子一枚，去黄，内上苦酒著鸡子壳中

上二味，内半夏著苦酒中，以鸡子壳置刀环中，安火上，令三沸，去渣，少少含咽之，不差，更作三剂。

少阴病，二三日，咽痛者，可②与甘草汤，不差者③，与桔梗汤。

甘草汤

甘草二两

水煮汤，温服七合，日二服。

桔梗汤

即甘草汤中加桔梗一两。

林北海曰：甘草汤，主少阳客热咽痛，故用缓。桔梗汤，

---

① 甘草：《伤寒论·辨少阴病脉证并治》作"炙甘草"。

② 可：此前原有"不"字，据《伤寒论·辨少阴病脉证并治》删。

③ 者：《伤寒论·辨少阴病脉证并治》无此字。

主少阴寒热相搏咽痛，故用开。经曰：此属少阴，法当咽痛而复吐利。今于阴邪上乘之时，以桔梗开之，甘草缓之，即所以实脾土而防其利也。

少阴病，四逆，其人或咳，或悸，或小便不利，或腹中痛，或泄利下重者，四逆散主之。

四肢为诸阳之本，阳气不足，阴寒必乘之。此条但以不温和为四逆，未若厥阴之手足逆冷也。气逆挟痰，故咳。气虚挟饮，故悸。里有结热，故小便不通，腹痛下利。用柴胡苦寒，升散之也。枳实苦降，下泄之也。热邪宜解，阴邪宜收，芍药所以收之也。合甘草以和中。仍是二味祛邪，二味扶正，圣人立方无偏胜也。凡有兼症，照后加之。

四逆散

甘草　枳实　柴胡　白芍

四味，各十分，捣筛，白饮和服方寸匕，日三服。

咳者，加五味子、干姜五分，并主下利。

五味收逆气，干姜散肺寒。肺与大肠相表里，故并治下利。

悸者，加桂枝五分。

悸主心，桂枝引导阳气也。

小便不利者，加茯苓五分。

甘淡渗泄。

腹中痛者，加附子一枚，炮令坼①。

补虚以散寒。

泄利下重者，先以水五升，煮薤白三升，煮取三升，去渣，以散三方寸匕内汤中，煮取一升半，分温再服。

① 坼（chè 彻）：裂开。

阳邪陷入，故气滞而下重。薤白通手阳明经，调气则后重自除也。

少阴病，下利便脓血者，桃花汤主之。

少阴病，下利便脓血者，可刺。

少阴病，二三日至四五日，腹痛，小便不利，下利不止，便脓血者，桃花汤主之。

腹痛下利，少阴之热邪炽矣。利不止而便脓血，则下焦滑脱，虚寒滋起，非他药可愈也。涩可止脱，石脂之涩以固肠胃。辛以散之，干姜之辛以散里寒，亦是两相挟持之意。再加粳米，则调和正气。石脂半全半末，盖全用恐味不出，全末难下咽，用一斤者，亟欲其止脱也。

桃花汤

赤石脂一斤，一半全，一半碎　干姜一两粳米一升

水七升，煮米熟，内石脂末，和匀，每服方寸匕，日三服，愈后勿服。

少阴病，自利清水，色纯青，心下必痛，口干燥者，急下之，宜大承气汤。

少阴自利，本无异也，至下清水，则津液日耗，色青而无杂色，则木乘土矣。凡系阴邪，心下满而不痛，今痛而口干燥者，必阳邪转入阳明，腹有燥屎，所以见枯槁之象。急下之者，所以急救津液也。利而不清，不青者，不在此例。

少阴病，得之二三日，口燥咽干者，急下之，宜大承气汤。

才二三日耳，又不下利，何以便口燥咽干？此必肾水不足故也。若再迟延，水枯则土燥，土燥水必愈枯，所以宜亟下。

少阴病，六七日，腹胀不大便者，急下之，宜大承气汤。

少阴多下利，今六七日不大便而腹胀，必阳邪归胃，土实而肾水日虚，故亟下以去阳邪，以存阴液也。

少阴病，得之二三日以上，心中烦，不得卧，黄连阿胶汤主之。

少阴多寐，今反不得卧而心烦。烦而不燥，则其烦为阳烦，热邪入里而劫阴也。阳有余，用芩、连之苦，除热也。阴不足，以甘补之，阿胶、鸡子之甘，补血也。芍药之酸，以收阴气而泄邪热也。《准绳》云：如未愈，以参、芩、归、术加于此汤中屡效。

黄连阿胶汤

黄连四两　黄芩　芍药各二两　鸡子二枚　阿胶三两[①]

先煮三物，去渣，内胶烊消，小冷，内鸡子黄，搅匀，温服七合，日三服。

少阴病，下利六七日，咳而呕渴，心烦不得眠者，猪苓汤主之。

少阴下利，为阴寒甚而水无制矣。然里寒者不渴，今渴者，必阳邪入里，故心烦不眠。咳而呕者，必热邪凝结水饮。渴与利，必小便不利，热邪入膀胱也。摘五苓之三，以消热利水，又以阿胶易白术者，取其甘平润泽，疗烦渴不眠。盖泻少阴之腑，以安少阴之经，非正治少阴药也。

猪苓汤

猪苓去皮　茯苓　泽泻　滑石碎　阿胶各一两

先煮四味，去渣，内阿胶烊消，温服每七合，日三服。

少阴病，下利咽痛，胸满心烦者，猪肤汤主之。

---

① 　三两：《伤寒论·辨少阴病脉证并治》此后有"一云三挺"。

下利、咽痛、胸满、心烦，四症具见，亦是热邪为患。无不得眠，故不用芩、连。无呕而渴，故不用猪苓。肾恶燥，故用润燥一法。猪，水畜，入少阴。肤外薄而能解外，其性趋下而凉，能退邪热，与用阿胶意同。白蜜润燥利咽而止痛，白粉培土制水而止利，诸症可悉愈矣。有疑下利不宜蜜者，不知此因燥劫而利，润之正所以止之也。

猪肤汤

猪肤一斤，即外皮去肥白一层

水一斗，煮取五升，加白蜜一升，白粉五合，熬香，和两得，温分六服。

少阴病，八九日，一身及手足尽热者，以其热在膀胱，必便血也。

少阴直中者，喜其热，以阳回而阴退也。传经者，恶其热，谓阳炽而阴消也。今八九日之久，忽焉发热者，盖太阳为表，少阴为里，必肾移于膀胱也，膀胱之血，为阴热所逼，有不从便出者乎？

少阴负趺阳者，顺也。

少阴，肾水也。趺阳，脾土也。土能制水，则水不泛为呕吐、下利。今虽水衰而邪乘之，然水中之真阳尚能蒸燠脾土，故少阴负趺阳为顺者，即有胃气之谓，不必辞费也。

少阴下篇

少阴病，始得之，反发热，脉沉者，麻黄附子细辛汤主之。

脉沉，是少阴矣。何以始得而发热，故曰反，犹太阳发热头痛，而脉反沉者是也。均是发热脉沉，以其头痛，故属太阳。

脉沉为正气衰微，里有虚寒，故用姜、附以救里，使正强而邪自散。均是脉沉发热，以无头痛，故名少阴。发热为寒在表，未全入里。盖太阳膀胱与少阴肾相为表里。肾虚者，太阳之邪直入，此谓之表传里，非两感也。故以附子温少阴之经，麻黄散太阳之邪，又以细辛肾经表药，联属其间。可见太阳之生附配干姜，补中有发。此之熟附配麻黄，发中有补，神乎技矣。

麻黄附子细辛汤

麻黄二两，去节　细辛一两①　附子一枚，炮，去皮，切八片

先煮麻黄，去上沫，内辛、附，煮，去渣，温服，日三服。

附子、麻黄合用，使外邪出而真阳不走，方是少阴表散之药。洁古辈于表药中加芪、术者，仿其意也。

少阴病，得之二三日，**麻黄附子甘草汤微发汗**。以二三日无里证，故微发汗也。

二条当合看。无里症，无吐利、燥渴、厥逆也。前条不言无里症，在或有或无之间，此条不言发热，在或热或不热之间。得之二三日，与始得不同，恐津液渐耗，故去辛散而易甘和。若少阴在里，则用附子。太阳在表，则用麻黄，无他法也。少阴禁发汗，汗则亡阳，惟发热、无里症二者用之。《金匮》以此方治少阴水症，少气，脉沉，虚胀。

麻黄附子甘草汤

照前方去细辛，加炙甘草二两。

煎服法同。

少阴病，得之二三日，口中和，其背恶寒者，当炙之，附子汤主之。

---

① 一两：《伤寒论·辨少阴病脉证并治》作"二两"。

风寒在表者，一身尽寒，不但背也。背寒有二：一为阴气不足，阳气内陷于阴中，经所谓伤寒无大热，口燥渴心烦，背微恶寒者，白虎人参汤是也。一为阴寒气盛，少阴之脉贯脊，故背寒，如此条是也。阳气陷者，热烁津液，故太阳病，口燥舌干而渴。阴寒盛者，无损于阴津，故口中和。以此细审，可四通八达矣。附子温经补阳，参、术辅正，芍、苓敛阴。灸法今不行，虽不用可也。

附子汤

附子二枚，去皮，切片　人参二两　白术四两　茯苓三两　芍药三两，酒洗

水煎，去渣，日三服。

少阴病，身体痛，手足寒，骨节痛，脉沉者，附子汤主之。

身体痛，手足寒，伤寒也。然肾主骨，骨节痛而脉沉，故宜温经以散寒。

少阴病，脉微，不可发汗，亡阳故也。阳已虚，尺脉弱涩者，复不可下之。

发汗有明禁，而又嘱之者，即附子、麻黄亦不可用也。既不可汗，又不可下，则惟有温经一法而已。

病人脉阴阳俱紧，反汗出者，亡阳也，此属少阴，法当咽痛而复吐利。

阴阳俱紧，伤寒脉也。伤寒无汗而反汗出，此必阳气素虚，腠理不固，可复任其阳随外越乎？曰此属少阴，醒人急用四逆之意，否则阴邪上逆，则咽痛而吐，下注则利，至危之机也。

厥而脉紧，不可发汗，发汗则声乱，咽嘶，舌萎，声不得前。

脉紧为寒，似可发汗，然厥为阴经受邪，阳气不足，尚可汗而劫其津液乎？声出于肺，而气根于肾，咽与舌本皆系少阴，然则声乱，咽嘶，舌萎，而至声不出，皆妄发汗之咎也。

少阴病，二三日不已，至四五日，腹痛，小便不利，四肢沉重疼痛，自下利者，此为有水气。其人或咳，或小便利，或下利，或呕者，真武汤主之。

少阴属肾，肾属水。肾之真阳盛，则水内涵而收藏。肾之真阳虚，则水无制而泛滥，水饮停为水气。腹痛者，寒湿内滞也。四肢沉重疼痛，寒湿外薄①也。小便涩，大便泄者，湿胜而水谷不分也。或咳或呕，皆停饮上逆也。用苓、术燥土胜湿，以伐肾邪。芍药敛阴和营，而止腹痛。姜、附回阳益卫，济火而利水。命名真武，取镇摄北方之义。

真武汤

茯苓　生姜切　芍药各三两　白术二两　附子一枚，炮，去皮，切八片

水八升，煮取三升，去滓，温服七合，日三服。

加减法

若咳者，加五味子半升，细辛、干姜各一两。

五味收逆气，细辛、干姜散水寒。

若小便利者，去茯苓。

若下利者，去芍药，加干姜二两。

芍药酸寒，故去之。干姜散寒温土，土温则水有制。

若呕者，去附子，加生姜二两②。

---

① 薄：通"迫"。《易·说卦》："雷风相薄。"

② 加生姜二两：《伤寒论·辨少阴病脉证并治》作"加生姜。足前为半斤"。

气逆则呕，去附子，以其固气也。《千金》曰：呕家多服生姜。故加之。

少阴病，欲吐不吐，心烦，但欲寐。五六日自利而渴者，属少阴也。虚故引水自救，若小便色白者，少阴病形悉具。小便白者，以下焦虚有寒，不能制水，故令色白也。

刘宏璧曰：欲吐矣而无所吐，心烦矣而昏昏欲寐，此皆阴邪上逆，经气遏抑，无可奈何之象。设此时即投以温经之剂，不几太阳之阴霾顿开乎？乃至五六日之久，邪深于内，至既利且渴。渴者非少阴有热也，虚故引水自救，则渴必不为水解，小便不为利短，其色非赤非黄而白，全是少阴纯阴之证。总由下焦虚而有寒邪，遂令膀胱气化亦虚寒耳，亟予温之。

少阴病，饮食入口即吐，心下温温欲吐，复不能吐。始得之，手足寒，脉弦迟者，此胸中实，不可下也，当吐之。若膈上有寒饮，干呕者，亟温之，宜四逆汤。

此条辨少阴虚实之分。饮食入口即吐，或胃实不能纳谷，不饮食而欲吐不能吐，则虚邪上逆矣。始得之而手足寒，脉迟，明系虚寒。迟中带弦则必实，有邪滞于中，在胸而不在腹，故不可下而或可吐，亦不得已而用变法。若非阳邪在膈，因寒饮而干呕，吐必愈逆其气。温以四逆，少阴之正治也。

少阴病，脉沉者，急温之，宜四逆汤。

脉沉者，邪已深，故宜亟温。

少阴病，下利，白通汤主之。

白通汤

葱白四茎　干姜一两　附子一枚，生，去皮，切

水三升，煮一升，再服。

但下利而无阳症，为纯阴之象，则必用姜、附纯阳之味以

散邪回阳，犹恐阴气窒塞，不能遽达，故取葱白辛香，以通阳而消阴。

少阴病，下利脉微者，与白通汤。利不止，厥逆无脉，干呕烦者，白通加猪胆汁汤主之。脉暴出者死，微续者生。

不言沉细而但言微，则似有若无，阴邪盛而元气愈虚，故予白通汤。而反厥逆无脉，干呕而烦，此所谓阴盛格阳。虽葱引姜、附，犹不足达之也。用人尿、胆汁之苦寒以为引导，即《内经》所谓逆而从之，从而逆之，逆者正治，从者反治，故以寒治寒也。脉复迟速为吉凶，以真阳无几，宜渐回，不以尽泄。

白通加猪胆汁方

葱白四两① 　干姜一两 　附子一枚，生，去皮，切 　人尿五合 胆汁一合

水三升，先煮三味，取一升，内胆汁、人尿，和匀再服。

少阴病，下利清谷，里寒外热，手足厥逆，脉微欲绝，身反不恶寒，其人面赤色，或腹痛，或干呕，或咽痛，或利止脉不出者，通脉四逆汤主之。其脉即出者愈。

下利、厥逆、腹痛、干呕、咽痛、脉微而直至不出，里寒甚矣。然不恶寒而外热面赤，虽同是阴盛格阳，而阳气明明外见。若服通脉而脉速出者，为真阳有根，故招之即来，与前证异也。否或外热而躁，能禁其发越无余耶？

通脉四逆汤即四逆汤倍加干姜一两五钱

炙甘草二两 　干姜三两，强人四两 　附子大者一枚，生，去皮，切八片

---

① 四两：《伤寒论·辨少阴病脉证并治》作"四茎"。

水三升，煮取一升二合，去渣，分温日再服。

加减法

面色赤者，加葱九茎。

格阳于外，葱以通阳气。

腹中痛者，去葱加芍药二两。

腹痛，阴不足也，芍以收之。

呕者，加生姜二两。

散寒以宣气。

咽痛者，去芍药，加桔梗一两。

咽痛气结，桔梗以开之。

利止脉不出者，去桔梗，加人参一两①。

经曰：脉微而利，亡血也，四逆加人参主之。盖所以生阳而和阴也。去桔梗，嫌其上行也。

少阴吐利，手足厥冷，烦躁欲死者，吴茱萸汤主之。

吐必脱阳，利必亡阴。厥冷则阴寒，烦躁欲死则阳窜。故用茱萸之辛温，散寒而暖胃，下逆气而止呕，人参、姜、枣以培土固本，此温经而兼温中，庶几转危为安也。

吴茱萸汤载阳明上篇

少阴病，下利，脉微涩，呕而汗出，必数更衣，反少者，当温其上，炙之。

下利而脉微为阳衰，脉涩为血少，呕为阴邪上逆，汗为阳不外固。数更衣而反少者，阳虚则气下坠，血少则勤努责而坐空也。本宜用温经药，然阴弱者，恐阴愈消亡，故于顶上百会

---

① 一两：《伤寒论·辨少阴病脉证并治》作"二两"。宋本此后有"病皆与方相应者，乃服之"。

穴灸之，使阳上升而不下陷，则阴自安静，庶几诸症可瘳。

少阴病，吐利，手足不逆冷，反发热者，不死。

吐利而不逆冷，则反发热，与前条外热面赤者迥异，以其阳未衰而足以制阴也。然恐阳浮于外，或生他变，故灸本经少阴者，通经以反阳也。不用温药者，恐伤其阴也。

少阴病，下利，若利自止，恶寒而蜷卧，手足温者，可治。

利止而手足温者，必寒邪去而脾土和也。然则恶寒蜷卧，特脏气虚寒，温之可也。

少阴病，恶寒而蜷，时自烦，欲去衣被者，可治。

恶寒蜷卧之时，而自烦欲去衣被，必阳热已复，故云可治。

少阴病，脉紧，至七八日，自下利，脉暴微，手足反温，脉紧反去者，为欲解也，虽烦下利，必自愈。

紧为阴寒之脉，七八日阳不能固，宜其下利也。利后寒邪已去，故紧去而脉暴微，真阳渐复，故脉微而手足温。虽烦为阳微，利犹未止，而许其自愈者，以邪解阳回之故，可知少阴以复阳为要也。

少阴中风，阳微阴浮者，为欲愈。

阳微，则外邪不复内入。阴浮，则内邪尽从外出。故风入少阴，必阳脉反微，阴脉反浮，为欲愈也。

少阴病，脉微沉细，但欲卧，汗出不烦，自欲吐，至五六日自利，复烦躁不得卧寐者死。

脉沉细，但欲卧，少阴本病也。汗出而不烦，真阳犹未尽泄。自欲吐，显系寒邪上逆。此时即用温经药或尚可救，延至五六日而下利，加烦躁不得卧，则肾中之真阳发越，恐温之亦无及。

少阴病，吐利烦躁，四逆者死。

与上吴茱萸条同，而此独言死者，盖上条手足厥冷，犹手足独冷也，此言四逆，则手之上为腕，腕上为臂，足之上为踝，踝上为胫、为膝，谓四肢通冷也。早用温中之法，何至此乎！

少阴病，下利止而头眩，时时自冒者死。

下利止，乃真阴尽亡，非阴邪解也。故阴亡于下，则诸阳扰动于首而震眩，时时自冒，阳气脱离也。于此可悟少阴自利，阳复者得生，故每用温经药也。

少阴病，恶寒身蜷而利，手足逆冷者，不治。

阴主屈，故蜷，此为阴盛阳微之候。

少阴病，四逆恶寒而身蜷，脉不至，不烦而躁者死。

恶症具见而脉不至，阳已先绝，故不烦也。此时犹或议回阳之法，其如发躁而阴亦乖尽何？

少阴病，六七日，息高者死。

《尚论》曰：诸阳主气。息高，则真阳上逆于胸中，呼吸不续，不能复归于气海矣。六七日三字，辨症最细。见寒中少阴之息高，与二三日太阳作喘之表证迥殊也。此注甚透快。

少阴病，但厥，无汗而强发之，必动其血，未知从何道出，或从口鼻，或从目出，是名下厥上竭，为难治。

但厥无汗，外寒甚而热入里也。法当温之，而强发其汗，则卫寒者，汗不能出，必内伤其营血，故逆行而上出阳窍也。少阴居下则为下厥，血从上越则为上竭。少阴本少血，故难治。

少阴病，咳而下利谵语者，被火气劫故也，小便必难，以强责少阴汗故也。

热邪挟火而熏肺则咳，下攻则利。火炽而神昏，则谵语。小便不利，肺热则膀胱之气不行，下利则水谷并走一路。心胞火灼，则小肠枯涸。此皆强责其汗之过也。

卷 八

厥阴上篇①

伤寒六七日，传厥阴肝木，与少阳为表里。三阳以少阳为尽，三阴以厥阴为尽。厥阴无真阳，邪愈深，正愈虚，阴阳不相承接，故厥症更多于少阴。木邪克脾土，故下利而且除中。厥少热多，则病减，阳未衰也。厥多热少，则病剧，阳气微也。治法有从上夺者，有从下消者，有归并胃腑者，有邪转出少阳与太阳者，温与和解居多，不得已而用汗、吐、下三法。

厥阴之为病，消渴，气上撞心，心中疼热，饥而不欲食，食则吐蛔 音蚘，下之利不止。

邪自太阳传太阴，则腹满嗌干，未成渴也。少阴，口燥舌干而渴，未能消也。至厥阴热甚，子能令母虚而肾水消，则饮多便少为消渴也。肝气冲心，故疼热。木邪克土，故不欲食。饥则蛔亦饥，食必闻臭而出矣。下之则胃气虚而木邪乘之，有不下利者乎？

伤寒始发热六日，厥反九日而利。凡厥利者，当不能食，今反能食者，恐为除中。食以索饼，不发热者，知胃气尚在，必愈，恐暴热来出而复去也。后三日脉之，其热续在者，期之旦日夜半愈。后三日脉之，而脉数，其热不罢者，此为热气有余，必发痈脓也。

---

① 厥阴上篇：原书为"厥阴"，据后文改为"厥阴上篇"。

长沙，汉时人。此条直与伏生口授壁经①相类。细玩之，伤寒发热不过六日，而厥反九日，则热少厥多，宜阴胜而利也。阴在胃者，每不能食，今反能食，故恐其除中，谓除去胃气而为脏寒症也。若食饼后而不发热，则胃气尚能运化，故知必愈。此时既不发热，亦必不厥，故曰暴热来出，又曰而复去者，恐其热去又厥。故必待二三日，脉之，而热续在者，则可期其不热不决并不利，于夜半阳生时而愈也。所以然以下是申明上文。三日后，脉数，余热而发痈。经曰：脉热不时，即生恶疮是也。此条曲折难明，各注多葫芦依样，特为曲解，未知当否？

伤寒病，厥五日，热亦五日，设六日当复厥，不厥者自愈。厥终不过五日②，故知自愈。

厥属阴，热属阳，厥热各五日，已是阴阳均平，热后更不厥，则阳胜者必愈。厥不过五日者，言其常，前条九日言其变，常易治而变难也。

伤寒先厥，后发热而利者，必自止，见厥复利。

先厥后热，阴退阳回也，故利自止。少阴阳回之后，无再厥而利者。厥阴之阴寒更甚，阳气更微，故有阳气素虚之人，或利止而又厥又利者。此厥阴与少阴不同处。

伤寒先厥后发热，下利必自止，而反汗出，咽中痛者，其喉为痹。发热无汗，而利必自止，若不止，必便脓血，便脓血者，喉不痹。

---

① 伏生口授壁经：伏生（生卒年不详）名胜，济南人，经学家。秦代朝廷设博士以备顾问，伏生即为博士。秦始皇焚书，伏生藏《尚书》于壁中。汉文帝时伏生口授《尚书》。

② 厥终不过五日：《伤寒论·辨厥阴病脉证并治》此后有"以热五日"四字。

利止而反汗出、咽痛，此热邪上攻咽喉而为痹也。然既发热，即无汗而邪亦外解，故利必止。若不止而便脓血，邪仍入里也。入里者不入表，在下者不在上，故喉不痹。

伤寒热多厥微，指头寒，默默不欲饮食，烦躁，数日小便利，色白者，此热除也。欲得食，其病为愈。若厥而呕，胸胁烦满者，其后必便血。

热多而厥，不过指头寒，故曰微。肝邪乘土，故不欲饮食而烦躁。数日而邪热渐杀，正气徐复，则膀胱气行而欲得食者，胃热已除也。若邪重正衰，上逆而呕，内实而满，则中焦之烦满必走下而便血，以厥阴主血故也。此条《尚论》似前轻后转重，《三注》① 谓宜分轻重两症，截然分看，无前轻后忽重之理。愚意伤寒变幻不定，二说并存，以备采择。

伤寒发热四日，厥反三日，复热四日，厥少热多，其病当愈。四日至七日，热不除者，必便脓血。

厥少则邪散，热多则正复，故病当愈。然使热太过，则热非正复之热，乃有余之邪，故必便血。

伤寒厥四日，热反三日，复厥五日，其病为进。寒多热少，阳气退，故为进也。

厥阴脏中本无真阳，故以多热为正胜，正不胜邪，所以病进。

伤寒一二日至四五日而厥者，必发热，前热者后必厥，厥深者热亦深，厥微者热亦微。厥应下之，而反发汗者，必口伤烂赤。

四逆禁下，而此云应下者，厥有冷热之分，此必热厥也。

---

① 三注：指清代周扬俊所撰《伤寒论三注》。

热厥手足虽冷，而或有温时，且手足掌心必暖。戴院使又以指甲暖冷辨热寒。其脉虽伏，按之而滑者，此为传经里热之实邪，故曰应下。然下亦不用峻利之药，不过苦寒清解之耳。今不用苦寒，而反以辛甘发表，则必引热上攻，故口伤烂赤，与喉痹同。厥深热亦深二语，言其常也。若应下之证，定是厥微热深者。

凡厥者，阴阳不相顺接，便为厥。厥者，手足逆冷是也。诸四逆厥者，不可下之，虚家亦然。

手三阳与手三阴相接于手，足三阳与足三阴相接于足，阳气内陷，不与阴相接，则厥冷。又脾主四肢，脾属阴，胃属阳，脾胃之气不接，亦主逆冷。仲景诸方，必使入里之邪复还于表，则阳回而阴自解。若误下之，有不脱绝者乎？故以为禁。

手足厥寒，脉细欲绝者，当归四逆汤主之。

厥阴为藏血之脏，血为邪伤，则脉细，细至欲绝，则非补心益血，不足以助阳生阴而通营气。故用当归辛温，血中之气药为君。散逆必去血中之邪，故以桂枝散太阳血分之风。细辛散少阴血之寒为佐。营卫和而后脉通，故以芍药、甘、枣调和营卫。通草藉以利关节而破阻滞。斯为斟酌尽善。

当归四逆汤

当归　桂枝　芍药各三两　细辛二两①　大枣二十五枚　通草
甘草各二两，炙

水八升，煮取三升，去渣，分温一升，日三服。

四逆之名多矣。四逆散和解之寒剂，为阳邪入里也。四逆汤是回阳，以少阴重在真阳也。当归四逆汤，全是养血通脉，

---

① 二两：《伤寒论·辨厥阴病脉证并治》作"三两"。

以厥阴专司藏血也。养血者，忌劫其阴而血愈耗，故不用干姜、附子。

若其人素有久寒者，当归四逆加吴茱萸生姜汤主之。

素有久寒，必脏腑有积冷，非热药不可为功。然只用吴茱萸、生姜者，茱萸走肝，使之自上而达下。生姜辛散，使之由内以宣外，仍加于当归四逆者。认清厥阴之血受伤，虽极厥寒，而干姜、附子，有必不可用者。

当归四逆加吴茱萸生姜汤

前方内加吴茱萸半斤①　　生姜三两②

水六升，清酒六升，初煮取五升，去渣，分温五服。

干呕吐涎沫，头痛者，吴茱萸汤主之。方在阳明上篇

厥阴之脉挟胃，故干呕，然必肝气上冲，故但吐涎沫。厥阴与督脉会于巅，故头痛。以茱萸降逆，人参辅正，姜、枣宣滞，则厥阴之逆气除，而邪自解矣。

呕家有痈脓者，不可治呕，脓尽自愈。

前呕是寒，此呕是热，惟热有余而发痈也。不可治呕，谓不可用吴茱萸也。必欲治之，大抵辛凉开结，苦泄排脓，甘草养正，使脓尽而自愈。

伤寒厥而心下悸者，先宜治水，当用茯苓甘草汤，却治其厥。不尔，水渍入胃，必作利也。

茯苓甘草汤在太阳上篇

少阴之有水气，肾不能摄水，故用真武以镇之。此厥症而心下悸，尚未入胃，则与太阳之饮水多、心下悸同，故亦用茯

---

① 半斤：《伤寒论·辨厥阴病脉证并治》作"二升"。

② 三两：《伤寒论·辨厥阴病脉证并治》作"半斤"。

苓甘草汤，导水以杜下利之渐，然后随症治厥，以免水利也。

下利后更烦，按之心下濡者，为虚烦也，宜栀子豉汤。方在
太阳篇

烦分虚实，实者下之。按心下无结痛，则为虚烦，不可下
也，故只用涌法。

热利下重者，白头翁汤主之。

阴寒者，不渴，故与理中、四逆。此则阴津为阳邪所灼，
故欲得水以解之也。二条病略同，当互看。

白头翁汤

白头翁二两　黄连　黄柏　秦皮各三两

水七升，煮取二升，温服一升，不愈更服。

黄连清心火，兼厚肠胃。黄柏去湿火，利小肠，人所知也。
独白头翁能逐血而疗肠癖，秦皮洗肝热以散邪，人所未知。惜
白头翁《本草》载，有风反静，无风则摇，根下有白茸。不详
所出之地与其形。肆中向无此药，或以前胡根伪之。

下利，寸脉反浮数，尺中自涩者，必圊脓血。

寸浮数，阴症得阳脉，下利可愈矣。然尺中自涩，涩为伤
血，必肠胃血散也。热随利下，不至圊血不止。圊与清同义。

伤寒下利，日十余行，脉反实者死。

利多者，邪必衰矣，而脉反实，则邪势盛者，正气必脱。

下利，有微热而渴，脉弱者，今①自愈。

下利，脉数而渴者，今①自愈。设不差，必圊脓血，以有热
故也。

下利，脉数，有微热汗出，今①自愈，设复紧为未解。

---

① 今：原作"令"，据《伤寒论·辨厥阴病脉证并治》改。

微热而渴，阳复也；脉弱，邪退也。脉数与微热，皆转阳之候，故二者皆自愈。设不差而下脓血者，必数而紧，亦无微汗也。故有微汗者，亦自愈，脉紧者，为未解。

下利谵语者，有燥屎也，宜小承气汤。

下利而至谵语，必热结有燥屎。用小承气者，微攻胃气，非攻其肠也，故不犯厥阴忌下之禁。

呕而发热者，小柴胡汤主之。

厥阴，腑也。呕而发热，则邪犹在经，乃肝胆相连之症。故仍用柴、芩以退热，姜、半以止呕。刘宏璧曰：此药施厥阴者，必见烦满、囊缩，非耳聋、胁痛之可比。

下利，身疼痛，清便自调者，急当救表，宜桂枝汤发汗。

里症，仅有身疼痛者，惟下利后，清便自调，则内邪已从利解，何故疼痛不止？桂枝解肌，芍药收阴，所以救表而并和其内者也。

厥阴病，欲饮水者，少少与之愈。

欲饮水者，虽津液已伤，然不厥与利，必正复而热渐退。不可多者，恐水气盛也。

厥阴中篇①

伤寒脉微而厥，至七八日，肤冷，其人躁无暂时安者，此为脏厥，非为蛔厥也。蛔厥者，其人当吐蛔。无病者，静而复时烦，此为脏寒，蛔上入膈，故烦，须臾复止，又烦者，蛔闻食臭出，其人当自吐蛔。蛔厥者，乌梅圆主之。又主久利。

脉微为阳虚，是已厥止于四肢。七八日，肤冷，则举一身

① 厥阴中篇：原书目录中缺。

而言。故阴躁无暂安者，此脏厥为肾病，亟用四逆与灸法，犹恐未必回阳也。至于蛔厥之时烦时止者，蛔为寒邪所侵，不安于胃中，上入膈则烦，旋止而闻食即出，则又烦。虽与脏厥迥别，然不亟温之、安之，恐阳愈虚而难治，故用乌梅圆。程郊倩曰：于辛酸入肝药中，微加苦寒，纳上逆之阳邪，顺之使下也。名为安蛔，实是安胃，故并治久利。

乌梅圆

乌梅三百个　黄连一斤①　黄柏六两　干姜十两　附子六枚，炮　桂枝六两　蜀椒四两，去目与闭口，炒出汗　细辛　人参各六两　当归四两

十味异捣筛，合治之，以苦酒渍乌梅一宿，去核，蒸之五升米上，饭熟捣成泥，和药令②相得，内臼中，与蜜杵丸，梧子大，先食饮服十丸，日三服，稍加至二十丸。禁生冷、滑物、臭食物。

蛔得酸则伏，故以乌梅伏之。得苦则安，故以连、柏安之。因寒而动，故以桂、附、姜、椒，温其中脏。而以细辛、当归润其肾肝。人参所以助脾益元也。治久痢，亦取其能收、能泄，去寒除热之功。

下利，脉沉弦者，下重也。脉大者，为未止。脉微弱数，为欲自止，虽发热，不死。

沉入里，弦属肝，故利而后重。沉弦而大者，大则病进，虽不热，何能即止？若微弱数者，即有沉弦，邪已渐解，故欲自止也。虽热不死，专指微弱数者言。

---

① 一斤：《伤寒论·辨厥阴病脉证并治》作"十六两"。
② 令：原作"合"，据《伤寒论·辨厥阴病脉证并治》改。

下利，脉沉而迟，其人面少赤，身有微热，下利清谷者，必郁冒汗出而解，病人必微厥。所以然者，其面戴阳，下虚故也。

沉迟而下利，阴寒甚也，幸面赤身热，为阳回之兆。然利至完谷不化，阳难于内复，则郁冒，阴难于外解，则微厥。正与邪争而后汗出，谓之下虚者，以少阴水亏不能生木，则此时定宜四逆为正治矣。

下利清谷，里寒外热，汗出而厥者，通脉四逆汤主之。方在少阴

下利为里寒，汗出为外热。阴阳两伤，气血俱损，故用通脉四逆。

下利清谷，不可攻表，汗出必胀满。

下利汗出，似由里达外，欲解之兆，然尚恐其阳虚，必用四逆以温之，况汗自出而表药以攻之，有不亡阳发胀者乎？

吐已下断，汗出而厥，四肢拘急不解，脉微欲绝者，通脉四逆加猪胆汁汤主之。

通脉四逆加猪胆汁汤

本方内加猪胆汁半升

煎服法同。

吐已，已吐者也。下断，已下者也。吐必亡阳，则气不固外，而厥与汗出。下必亡阴，则血不养筋，而四肢拘急。如此阴阳俱虚，有不脉微欲绝者乎？此时必用回阳，方能复阴。犹恐拒格而不入，故加猪胆汁于四逆内，使为厥阴之向导，至巧而至当者也。

下利胀腹满，身体疼痛者，先温其里，乃攻其表。温里宜四逆汤，攻表宜桂枝汤。

下利腹胀，为里虚。身疼，为表实。里虚者，虽攻表而表

必不解，徒使其里益虚，故先温后攻为顺。况温里而用四逆，有里温而表亦解者，即桂枝可不用者乎？

恶寒脉微而复利，利止亡血也，四逆加人参汤主之。

外恶寒，内脉微，阳衰已甚，自必用回阳之剂，然复利利止，亡阴则必亡血。若单用四逆，恐阳药能劫阴，略加血药于四逆中，既不着力，又恐益阴而复利。人参能使阳生阴长，滋津养血，与新加汤同意，真神方也，奈何置而不用？

四逆加人参汤

炙甘草二两　　干姜两半　　附子一枚，生，去皮，切八片　　人参一两

水三升，煮一升二合，分温再服。

伤寒五六日，不结胸，腹濡，脉虚，复厥者，不可下，此亡血也，下之死。

阳邪不上结，阴邪不下满，似乎阳气已回，而忽焉复厥者，必其人阴血素亏，虽不利而已亡血，尚可下之以竭其阴乎？

呕而脉弱，小便复利，身有微热。见厥者难治，四逆汤主之。

内甚虚寒，外则假热，再缓必至亡阳，故曰难治。此时得不以回阳为急务乎？

大汗出，热不去，内拘急，四肢疼，又下利厥逆而恶寒者，四逆汤主之。

阳邪一汗即解，今大汗而热不①去，必系阴逼阳气而外越，故拘急疼痛与利厥恶寒，显然诸寒症皆具，与以四逆，俾阴寒散于外，阳热返于内也。

---

① 不：原作"大"，据文义改。

大汗，若大下利而厥冷者，四逆汤主之。

大汗亡阳，大利亡阴，所以厥逆。尚不知四逆法者，必羽毛类也。予亲受其误，故开卷辄拍案痛骂。

吐利汗出，发热恶寒，四肢拘急，手足厥冷者，四逆汤主之。

诸症与上条同，而更多吐与发热，安得不用四逆？

既吐且利，小便复利，而大汗出，下利清谷，里寒外热，脉微欲绝者，四逆汤主之。

均是脉微欲绝，前条以猪胆加于四逆者，以其吐已下断也。此则正在吐利，里寒极而阳外泄，用纯阳之药，尚恐不能挽回，所以症略同而治异也。

病者手足厥冷，言我不结胸，小腹满，按之痛者，此冷结在膀胱关元也。

阳邪结于阳位，不结胸，则非阳邪矣。小腹满者，或疑五苓症。按之痛者，或疑蓄血症。然手足厥冷，则必阴邪结于阴位，其为冷结无疑。关元在脐下三分，温之、灸之、熨之俱可。

伤寒脉促，手足厥逆者，可灸①之。

阳内陷而脉短促，故厥逆。灸以通其阳也，宜期门穴。

伤寒六七日，不利，更发热而利，其人汗出不止者死，有阴无阳故也。

六七日为邪正相争之时，正胜则生，邪胜则死。今发热而利，必浮阳外越，阴寒下脱之象。此时亟亟温之、灸之，或得阳回而阴静。又汗出不止，则正衰而阳亡矣。

伤寒四五日，腹中痛，若转气下趋小腹者，此欲自利也。

---

① 灸：原作"炙"，据《伤寒论·辨厥阴病脉证并治》改。

凡腹痛属火，必自下而逆上。若下趋小腹，则里虚而寒邪下迫，故知欲利。

下利手足厥冷，无脉者，灸之①不温，若脉不还，及②微喘者死。

利、厥、无脉而灸不温，脉不还，已属危候，又加以喘，则气上逆而阳脱，与少阴息高者死同。

下利后脉绝，手足厥冷，晬时脉还，手足温者生，脉不还者死。

脉绝厥冷，而周时脉还者，阳尚有根也，故手足复温。脉不还，则知手足不复温矣。此等症脉，亦不可骤复，尽有复而仍不起者。

伤寒发热，下利厥逆，躁不得卧者死。

肾为肝母，躁不得卧，则肾阴已绝，木立槁矣。

伤寒发热，下利至甚，厥不止者死。

厥不止者，阴邪盛而阳必脱，不待躁也。

发热而厥，七日下利者，为难治。

《易》云：七日来复。不复而反下利，则阳愈剥矣。难治者，宜加意酌治也。

厥阴中风，脉浮为欲愈，不浮为未愈。

厥阴脉本微缓，里症故也。浮则邪还于表，故曰欲愈。

厥阴下篇

伤寒六七日，大下后，寸脉沉而迟，手足厥逆，下部脉不

---

① 灸之：原作"灸"，无"之"字，据《伤寒论·辨厥阴病脉证并治》改。

② 及：《伤寒论·辨厥阴病脉证并治》作"反"。

至，咽喉不利，吐脓血，泄利不止者，为难治，麻黄升麻汤主之。

大下之后，阳气内陷，则寸脉迟而手足厥逆。下焦阴气虚，则脉不至。厥阴脉贯膈，上注肺，循喉咙。《金匮》曰：肺痿被快药下利，重亡津液，故咽不利而吐脓。泄利不止，明是阳气下陷，故于温润清利药中，加升提之品。曰难治者，不可忽治也。

麻黄升麻汤

麻黄去节，二两半　升麻　当归各一两二钱　知母　黄芩　葳蕤各十八铢　麦冬去心　芍药　干姜　白术　茯苓　甘草　桂枝　石膏各六铢

十四味，水一斗，先煮麻黄，去沫，内诸药，煮取三升，温服一升，日三服。

麻黄、升麻，升举内陷之阳。当归、姜、桂，温润以达之。芍药敛津，和之甘草，咽可利也。玉竹、天冬润肺。知母、黄芩、石膏清热，脓血可止也。茯苓渗湿，利可愈也。

下利，脉大者，虚也，以其强下之故也。设脉浮革，因尔肠鸣者，属当归四逆汤主之。

脉大而谓之虚者，强下之后，虽大而必虚者也。设脉大而浮革，必阳邪犹未散，故乘土而肠鸣。四逆收阳，必藉当归养阴，虽下利亦不忌也。

伤寒本是①寒下，医复吐下之，寒格②，更逆吐下。若食入

---

①　是：《伤寒论·辨厥阴病脉证并治》作"自"。

②　格：原作"极"，据《伤寒论·辨厥阴病脉证并治》改。

口即吐，干姜黄连人参汤①主之。

干姜黄连人参汤主之

干姜　黄连　黄芩　人参各三两

水六升，煮取二升，去渣，分温再服。

本是寒下，疑本是吐下，玩下文"复"字可见，否则谓本是寒病而下之亦可。胃寒则吐，下寒则吐，既寒而复吐下之，遂成寒格。用干姜、人参以补正气，辛以散之，甘以缓之，黄连、黄芩苦以泄之也。寒病用黄连寒药，反佐以通其格，亦从治之法。

伤寒大吐大下之，极虚，复极汗出者，以其人外气怫郁，复与之水，以发其汗，因得哕，所以然者，胃中寒冷故也。

上条吐下，药误之，此条极汗，水发之。姜、参则宜，恐不宜连、芩矣。

伤寒脉迟，六七日，而反与黄芩汤撤其热。脉迟为寒，今与黄芩汤，复除其热，腹中应冷，当不能食，今反能食，此名除中，必死。

胃暖者能食，今腹冷而反能食，必胃阳罄尽而无余，故曰除中。

《尚论》曰：厥阴篇中，次第不一。有纯阳无阴者，如厥而发热，热深厥深。上攻而成喉痹，下攻而便脓血者是也。有纯阴无阳者，如脉微细欲绝，厥冷，灸之不温，恶寒大汗大利，躁不得卧，与冷结关元者是也。有厥三日热亦三日，厥五日热亦五日，手足厥冷，而邪热在胸，水热在胃，此阴

---

① 干姜黄连人参汤：《伤寒论·辨厥阴病脉证并治》作"干姜黄芩黄连人参汤"。

阳差多差少之证也。有渴欲饮水，饥欲得食，脉滑而数，手足自温，此阳进欲愈之症也。有默默不欲食，寸脉虽浮数，尺脉自涩，呕吐涎沫，腹胀身疼，此阴进未愈之证也。有下利清谷，里寒外热，呕而脉弱，小便复利，本是寒下，复误吐下，脉沉微厥而反戴阳，此阴居八九，阳居一二之证也。大率阳脉阳症，当用三阳经治法。阴脉阴症，当合用少阴经治法。厥阴见阳为易愈，见阴为难愈。其阴阳错杂不分，必先温其里，后攻其表。设见咽喉不利，欲吐脓血，则温法不可用，仍宜先解其表矣。

卷　九

差后劳复　食复　女劳复　阴阳易

病新差后，气血俱虚。古人云：如大水浸墙，水退则墙酥，不可犯之。强人须足两月，虚人须足百日，安静调养，方能复元。若思虑则劳神，勤动则劳力，或食太过，或食不宜食之物，皆足以复病。至精髓枯燥之人，一犯房事，祸不旋踵。华佗所谓"余事尚可，女劳即死"者也。

大病差后，劳复者，枳实栀子豉汤主之。若有宿食者，加大黄如博棋大五六枚。

此非虚劳复，必食复也。栀子豉汤本是太阳涌剂，以热聚于上，苦则泄之也。此则经云火淫所胜，以火发之。故用清浆水空煮四升，后入药同煮，乃欲其趋下不致上涌，故取微似汗以解。

枳实栀子豉汤

枳实三枚，炙　栀子十四枚，劈　豆豉一升，绵裹

上三味，以清浆水七升，空煮取四升，内枳实、栀子，煮取二升，下豉，更煮五六沸，去渣，温分再服，覆令微似汗。

伤寒差已后，更发热者，小柴胡汤主之。脉浮者，以汗解之。沉实者，以下解之。

用小柴胡，必邪在半表半里。脉浮为在表，必有外感。沉为在里，必饮食不节。

大病差后，从腰以下有水气者，牡蛎泽泻汤主之。

土弱不能制水，则发肿，然幸尚在腰以下。故虽新虚之人，

用重剂泄之者，盖恐其势泛溢，祛除不及也。

牡蛎泽泻散

牡蛎煅　泽泻　瓜蒌根　蜀漆　葶苈炒　商陆根　海藻洗去盐

等分，异筛为散，更入臼中杵之，白饮和服方寸匕，小便利，止后服。

伤寒解后，虚羸少气，气逆欲吐者，竹叶石膏汤主之。

虚羸少气，解后之常也。气逆欲吐，则必有余邪未尽，痰饮上涌者，故以竹叶、石膏清胃与小肠之热，半夏豁痰止呕，麦冬清肺除烦，甘草、粳米益胃，人参补气以扶正，尤虚羸所宜。

竹叶石膏汤

竹叶二把　石膏一斤　半夏半斤　人参三两①　甘草炙，二两　粳米半升　麦冬去心，一升

水一斗，煮取六升，去渣，内粳米煮，米熟为汤，去米，温服一升，日三服。

大病差后，喜唾，久不了了，胃上有寒，当以丸药温之，宜理中丸。

胃中有寒，则津液凝而频吐。设用逐饮破滞之药，快利一时，而胃愈虚，痰愈生，必渐至食少肌枯，故以理中丸温之。不用汤者，丸以缓之也。

病人脉已解，而日暮微烦，以病新瘥，人强与谷，脾胃气尚亏，不能消谷，故令微烦，损谷则愈。

日暮为阳明旺时，故食多而烦。胃气未旺而强谷，则饮食

---

① 三两：《伤寒论·辨阴阳易差后劳复病脉证并治》作"二两"。

不足以益，而反受其害，不如节之矣。

《准绳》云：病后犯女色者，为女劳复。其候头重不举，目中生花，腰背疼痛，或小腹里急绞痛，或增寒发热，或时阴火上冲，头面烘热，心胸烦闷。《活人书》以獭鼠屎汤主之。有热者，以竹皮汤、烧裈散主之。《千金方》以赤衣散主之。虚弱者，以人参三白汤，调下赤衣散为妙。若小腹急痛，脉沉逆冷者，以当归四逆汤加附子、吴茱萸送下赤衣散救之，仍以吴茱萸一升，酒炒熨小腹为佳。凡卵缩入腹，离经脉见者死，不可治也。

男子病新瘥，未平复，而妇人与之交接得病，曰阳易。妇人病新瘥，未平复，而男子与之交接得病，曰阴易。盖以阴阳感动，余邪着人，如换易然。其病身热冲胸，头重不能举，眼中生花，四肢拘急，小腹绞痛，手足拳则死。盖男之女劳复者，病后体虚，必妇人体盛，故自复而女不易。若彼此虚，则彼此易矣。热者，烧裈散、竹皮汤、青竹茹汤。寒者，獭鼠屎汤、干姜汤、当归白术汤。有以人参汤调下烧裈散，神效。裈者，裤裆中间近隐处一块，烧灰服。

竹皮汤 治女劳复，腹中绞痛有热者。

青竹皮刮，半升

水二钟，煎七分服。

千金赤衣散 治女劳复，并阴易。

室女月经布近阴处者，烧灰白汤下，日三服。

青竹茹汤 治阴易，热气冲胸，手足拘急，搐搦如中风。

瓜蒌根一两 青竹茹刮，半升，淡竹是

水二升，煮取一升二合，去渣，分二三服。

獭鼠屎汤 治女劳并阴易。

韭白根一把 獭鼠屎十四粒，头尖者

水五升，煮取半升，去渣，再煎，温服，未效再服。

海藏云：脉在厥阴，当归四逆汤送下烧裈散。脉在少阴，通脉四逆汤送下烧裈散。脉在太阴，四顺理中丸送下烧裈散。

二灰散 治阴阳易。

手足指甲二十片，男病用女，女病用男　中衣裆近隐处一片，互换同

并烧灰，研细，或温酒、米汤调下，日三服。交接劳复，阴卵肿或缩入腹，腹绞痛或便绝，蚯蚓数条，绞取汁，服之良。

痉　病痉误为痉，后之传讹也。

痉、湿、暍，皆太阳外感之证，故长沙合以名篇。然痉为热病之最剧者，由风寒湿三者相杂而成。名曰太阳，是三阳三经俱有。海藏云：三阳、太阴俱病痉。如背反张，属太阳。低头下视，手足牵引，肘膝相搏，属阳明。一目或左或右斜视，一手一足抽搦，属少阳。发热，脉沉细，腹痛，属太阴。以防风当归汤治太阳阳明发汗多而致痉者，以柴胡加防风汤治少阳汗后不解，寒热往来而痉者，独不及少厥二阴。然痉病脉沉细，即少阴脉也。伤寒厥阴亡阳，必显内拘急症，即《灵枢》在内者，阴痛不能仰之意。故有制附子散、桂心白术汤、附子防风散，意盖有在也。况仲景以头项强、脊强不能俯者，指为太阳之痉，原该三阳而言。其身蜷足蜷，不能仰者，为少阴之痉，亦该三阴而言也。此症与湿病相似，唯湿则身疼，痉则身不疼，以此为辨。

病身热足寒，颈项强急，恶寒，时头热面赤，目脉赤，独头面摇，卒口噤，背反张者，痉病也。

此痉之全症也。身热，头热面赤，目脉赤，阳邪发于阳也。

足寒，恶寒，邪逆于阴也。独头面摇者，风主阳，上行动摇也。口者脾之窍，胃者脾之合，其脉挟口环唇，脾虚内寒，则唇口噤急也。背反张者，太阳之脉挟背，寒湿则迟缓而拘急也。刘弘璧云：此必阳气素虚之人，但用表药而不加白术以固中利湿之故。夫表药中而加术，世医闻之，必舌跷不能下矣。岂知宋元诸贤，如洁古辈之白术黄芪防风汤、白术防风汤、白术防风甘草汤，皆建中以发表。九味羌活汤，并有加地黄者，何见少则怪，竟为蜀犬之吠也？

太阳病，发热无汗，反恶寒者，名曰刚痉。

发热无汗，是寒伤营变症。寒性竞急，伤营血而经脉不利，故身强而为刚痉。《金匮》有太阳病，无汗，小便反少，气上冲胸，口噤不能语，欲作刚痉，葛根主之。《尚论》亦云葛根汤可以移治。然或脉见浮数大而表实者，自宜麻黄表之。若浮虚或尺迟者，又宜早防其阳虚而酌之。

太阳病，发热汗出，不恶寒者，名曰柔痉。

发热汗出，是风伤卫变症。风性软缓，表虚感湿为柔痉，即《内经》表里兼湿内攻，大筋软短，小筋弛长之痉也。《金匮》云：太阳病，其症备，身体强，几几然，脉反沉迟，此为痉，瓜蒌桂枝汤主之。伤寒方中有桂枝汤加葛根者，此易以瓜蒌，盖以脉之沉迟，表邪又挟湿邪，则用表法而兼利法也。

太阳病，发热，脉沉而细者，名曰痉。

此痉之脉也。太阳发热未除，而脉沉细，为少阴脉，故曰难治者，沉为亡阳之兆，细为亡阴之兆。此时麻黄、葛根既难轻用。伤寒有发热脉沉，以麻黄附子细辛汤治之。然痉之沉为寒，细为湿，湿胜者用麻黄发汗，恐风虽去而筋骨之湿尚留，必成痼疾。况一再汗出，又恐亡阳，宜临时细审。

太阳病，发汗太多，因致痉。

此原变痉之由也。汗多而变痉，所谓风去而湿留是也。《千金》曰：太阳中风，重感寒湿则变痉。盖天之雨露，地之郁蒸，脾胃之饮食停滞，皆为湿气。且汗多者，沾濡衣被，寒体虚体，渗入经络，亦变为痉，所谓重感者是也。要之发汗虽多，必寒邪未尽解，所以寒湿相搏耳。

言痉病而但属太阳，盖足太阳之膀胱与足少阴之肾相为表里，太阳发汗多而致痉，明是阴分水亏之故。故凡属阴虚血少，不能荣养经脉者，每多拘挛僵仆之症。如中风有此者，必年衰残阴之败也。产后有此者，必去血多而冲任竭也。疮家有此者，必脓血去而营气涸也。小儿有此者，或风热伤阴而为急惊，汗泻亡阴而为慢惊也。凡此皆属阴虚之症，苟非精血亏损，即有外邪，断无筋脉拘急极甚者。奈何庸医不以气血为主，而犹事祛风利湿消痰以伤精败血哉？

丹溪曰：痉属气血虚，有火有痰，宜补而略兼降火，参、芪、芎、归、竹沥之类，切不可作风治。

薛氏曰：外感者为刚痉，宜麻黄葛根汤、瓜蒌桂枝、小续命汤。在里者，大承气汤之类。内伤为柔痉，宜初中益气汤、八物、四物之类。以风湿分刚柔，不如以有汗、无汗分虚实，治之无误。

伤寒汗下后，或疮疡后，气血大虚，不能荣筋而病，宜十全大补汤，稍加附子引参、芪以补卫，引归、地以补荣。

产后痉初起，心肝风热甚者，钩藤汤。肝脾血虚者，加味归脾汤。肝脾郁结者，加味逍遥散。气逆痰滞，暂用紫苏饮、二陈加竹沥姜汁。大虚者，必十全大补。

海藏白术汤 二方俱治痉兼湿者

白术　防风　甘草

加姜煎服。

海藏神术散

苍术炒　防风　甘草

刚痉无汗，加羌活或独活、麻黄，葱白煎服。

湿

　　湿有数种。有湿痹者，关节疼痛，当利小便是也。有寒湿相搏，但头汗出，背强，欲得被覆向火者是也。有风湿相搏者，一身尽痛，法当汗出而解者是也。有先湿而后感风者，身痛发热，日晡剧者，亦名风湿是也。有头中寒湿者，鼻塞，宜纳药鼻中，此湿之轻者也。与太阳伤寒相似，然伤寒脉浮盛，此则沉细可辨。即伤寒阳证，亦有得阴脉者。湿家则面黄头汗，能饮食，尤彰彰可辨者也。痉病脉沉细亦同，惟湿痛，痉不痛为别。《脉经》曰：脉大或浮虚而涩者，皆寒湿。沉而缓，沉而细，皆中湿。脉来滑疾，湿热。脉洪而缓，阴阳两虚，湿热自甚。脉浮，风湿。赵氏曰：仲景论风湿之脉，浮虚而涩。浮者风也，涩者湿也。

　　按：以上诸脉，不专主沉细，详列以备考订，慎勿疏略而偏执。

　　太阳病，关节疼痛而烦，脉沉而细者，此名湿痹。湿痹之候，其人小便不利，大便反快，但当利其小便。

　　关节疼痛者，湿伤皮腠而入关节也。烦者，湿气壅滞。沉细者，湿行沉著也。膀胱之气化为湿所阻，则小便不利。湿归大肠，则大便反利也。古云：治湿不利小便，非其治也。盖小便利，则阳气宣通，湿邪下注，诸症自平矣。然小便不利，有虚实之分。实者无汗，溺赤，或少而痛，乃为遏郁之邪，利之使湿从膀胱而去，诚为一定之法。若小便白，不时淋漓而有汗，则为阳气虚微，利水之药切不可误用。

湿家之为病，一身尽痛，发热，身色如似熏黄。

脾喜燥而恶湿，一着湿邪，则在外之肌肉经络沾滞，故一身尽痛。发热，所谓湿上甚为热也。《内经》云：汗出如故而止。盖湿如地气之郁蒸，汗如天气之下雨，雨下则热必散。如熏黄，黄之滞色，与阳明之橘皮色异。故治此症者，在表宜栀子蘗皮汤，在里宜茵陈蒿汤。又寒湿在里，宜白术附子汤，湿热在表，宜麻黄加术汤，更宜分别寒热。

湿家，其人但头汗出，背强，欲得被覆向火。若下之早则哕，胸满，小便不利，舌上如苔者，以丹田有热，胸中有寒，渴欲得水而不能饮，则口烦躁也。

湿多汗，寒无汗，但头汗而不周身，寒湿相搏也。太阳寒湿，其邪在表，故背强，而一身恶寒也。邪在表而早下，则伤动胃气，损其津液，故哕而胸满。小便不利，里虚故也。上焦阳邪，因虚而下陷，则丹田有热。上焦寒邪，误下而愈结，故胸中有寒，舌上如苔也。津液少则欲饮水，寒湿阻滞，则不能饮而但躁烦。此皆误下所致也。或曰宜连理汤和其上下，或曰小陷胸汤、甘草附子汤。小便不利，五苓散理中去姜加术，选用。

问曰：**寒热相搏，一身尽疼痛，法当汗出而解，值天阴雨不止。医云：此可发汗。汗之病不已者，何也？答曰：发其汗，汗大出者，但风气去，湿气在，是故不愈也。若治风湿者，发其汗，但微微似欲汗出者，风湿俱去也。**

天阴雨不止，必湿气胜也。《内经》曰：阳受风气，阴受湿气。大汗则阳邪出而阴邪不能出，故风去湿在，宜桂枝加白术汤、黄芪防己汤。

病者一身尽疼，发热，日晡所剧者，此名风湿。此病伤于汗出当风，或久伤于冷所致也。

身尽疼为湿，日晡热剧为风。若汗出当风，则先客热而又感风，久伤于冷，则先伤风而后中湿。此症不可与辛温药，或曰宜麻黄杏仁薏苡甘草汤。

《活人》曰：湿温者，两胫逆冷，胸腹满，多汗，头痛妄言。其人尝伤于湿而中暑，湿热相搏，则发湿温。其脉阳濡而弱，阴小而急。治在太阳，不可发汗，汗出必不能言，耳聋，不知痛所在，身青，面色变，名曰重暍。如此死者，医杀之耳。白虎加苍术汤主之。

王宇泰曰：昔人治湿温，通身皆润，足冷至膝下，腹满，不省人事，六脉皆小弱而急。问所服药，皆阴病药也，此非受病重，医是重病耳。以五苓合白虎数剂稍苏，更与清燥汤而安。凡阴病厥冷，必两臂皆冷，胫病但足冷，臂不冷，自与阳微寒厥不同，当祛热为是。

《金匮》曰：湿家身烦疼，可与麻黄加白术四两，发其汗为宜。若妄下，则大逆。额下汗出而微喘者，阳气上逆也。小便利，或下利者，阴气下流也。阴阳相离，故云死。

湿家病，身上疼痛，发热，面黄而喘，头痛鼻塞而烦，其脉大，自能饮食，腹中和，无别病，病在头中寒湿，故鼻塞，内药鼻中自愈。

此湿病之最轻者，不关节疼而但身疼，则湿仅客于肌表也。不熏黄而但面黄，则湿不干脾而第在上焦也。头痛鼻塞而烦，是湿在阳分，阴无涉也。湿脉宜沉细而反大，阳脉也。腹和不满痞，所以湿但在头中者。鼻气通于天，内瓜蒂散取下黄水自愈。凡病情全在阴阳、表里、寒热、虚实辨别，方有着手处。然此等书时下无人传授，则无人学习，已非一日矣。

暍 病

按：中暍、中暑、中热，名异而实同，今依《金匮》先列暍病三条。

太阳中热者，暍是也。其人汗出恶寒，身热而渴也。

足太阳膀胱为津液之腑。夏热耗津表不固，则暑邪得入。汗出恶寒身热，与伤寒同，所异者伤寒不渴，中暑渴耳。时下一见恶寒身热，即用葛根等解表，又恐暑症，附以香薷，不知干葛升提发散，香薷为夏月麻黄，既汗出矣、渴矣，暑气趁虚而入，尚可重竭其津乎？此症惟白虎汤，虚则更加人参为当。

太阳中暍者，发热恶寒，身重而疼痛，其脉弦细芤迟，小便已，洒洒然毛耸，手足逆冷，小有劳，身即热，口开前板齿燥。若发汗，则恶寒甚。加温针，则发热甚。数下之，则淋甚。

刘弘璧曰：发热恶寒与前症同，而更有身重疼痛，则湿气居多。弦细芤迟，为阴阳俱虚之脉，故小便已而毛耸。手足冷，太阴经气不足，而及少阴也。小劳即热，知阳明中气受伤。口开齿燥，虽中暍宜然，亦见津亏之故。经云：阴阳俱虚者，补阳则阴竭，补阴则阳脱，惟宜甘药以去邪养正。此东垣清暑益气汤，深得其旨矣。夫补且不暇，况可汗以伤其阳，针以助其热，下以竭其膀胱也哉？

太阳中暍者，身热疼重而脉微弱，此以夏月伤冷水，水行皮中故也。

水入土而郁蒸，故身热。土主肌肉而沾水，故疼重。气耗而血伤，故脉微弱。此由饮水过多，或澡洗所致。瓜蒂一物煎汤服，即可逐水，否则五苓散亦妥。

暑

暑为六气中之一。己午月土润溽暑，六阳尽出于地上。人身之阳，以汗而外泄。人身之阴，以热而内耗。暑为阳邪，心属离火，故必先入心。又火盛者烁金，则肺受伤而气虚，故多不足。其间有兼伤风者，有兼伤寒者，有兼伤湿者，有兼伤食者，有冒暑饮酒，引暑入内者，有纳凉巨室，暑不得泄，反中入内者，有伤暑吐衄者，有手足搐搦名冒风者，有手足逆冷，名暑厥者，有昏不知人而中暑者。东垣分动静、阴阳而治。静而得之为阴证，动而得之为阳证。洁古曰：中热为阳证，为阳有余。中暑为阴症，为阴不足。仲景于《中暍篇》禁汗、下、温针，但取甘寒生津保肺固阳益阴为治。第知有暑风并治，套用香薷饮者，尚宜读书否？

《内经》曰：寒伤形，热伤气。伤气而不伤形，则气消而脉虚弱。所谓弦、细、芤、迟，皆虚脉也。

刘复真曰：寒病，浮洪有力者易治，芤细无力者难治，无脉者不治。独温病，有一二部无脉者。暑热病，有三四部无脉者，乃被火逼而藏伏，但以辛凉散其火邪，火散则脉起而病愈。

陈氏曰：暑入心，则噎闷昏不知人。入肝，则眩晕顽痹。入脾，则昏睡不觉。入肺，则喘满痿躄。入肾，则消渴。

有静而得之者，或深堂水阁，过袭阴凉以伤其外。或沉瓜浮李，多得生冷以寒其内。其症头痛，身热恶寒，肢节疼痛而心烦，腹痛吐泻，总由阴寒阻塞，阳气不得伸越，不可全用表药，以腠理易开故也，宜大顺散、清暑益气汤。

大顺散

甘草三两　干姜　杏仁　肉桂各四两

先将甘草八分，炒黄色，次入姜汁同炒，令姜裂，次入杏仁同炒，研细，合桂末为散，每服汤调二钱。烦躁者，井花水调服。

脾胃素虚之人，上焦不足，暑湿郁蒸，肢体困倦，头重心烦，饱闷喘促，早晚则寒，日高则热，此气血俱虚也，宜清暑益气汤。

清暑益气汤

黄芪炒　人参　白术炒　苍术炒　神曲炒　青皮麸炒　陈皮
甘草　麦冬　五味　当归酒洗　黄柏酒炒　泽泻　升麻　葛根

姜、枣煎。

热伤气，参、芪益气而固表。湿伤脾，二术燥湿而强脾。火旺克金，则水亦衰，麦冬、五味保肺生津，黄柏以泻热滋水。青皮、陈皮以平肝破滞，当归和阴，神曲化食，升葛解肌升清，泽泻泻湿，甘草和中，合之以益气强脾，除湿清暑。

有夹阴中暑者，因恣情房欲，兼膏粱冰果，阻抑阳气。其脉沉细或弦紧，面垢，无汗恶寒，厥逆拘急，或霍乱吐泻者，冷香饮子。

冷香饮子

附子生用　草果　橘红　炙甘草各一钱　生姜五分
水煎冷服。

吐利兼行，脉微欲绝，或虚浮欲散，此暑中太阴少阴，非浆水散不救。

浆水散

附子　炮姜　炙草　肉桂各五钱　良姜　半夏醋炙，各二钱

虚热喘乏加人参，汗多加黄芪、五味。浆水煎，冷服。即醋。

膏粱人，暑月阳事痿顿，医以温药进之，使湿热交蒸，宜黄芩解毒合生脉散。

或年高及虚寒之人，不宜用寒凉者，竹叶石膏汤，稍加熟附温而行之。

或平昔阴虚多火，不可用温者，白虎加人参竹叶汤。方在劳复篇

有因伤暑，即多饮冷水，或过投冷药，致吐利不止，外热内寒，烦躁多渴，甚欲裸形，状类伤寒，宜用温药。香附饮中加附子，或大顺散加附子。

又有冒暑而吐极胃虚，百药不入，粒米不下，急用人参一钱，黄连五分，姜汁炒焦，糯米一撮，水煎浓，候冷，茶匙徐徐润下，少顷再一匙，得数匙不吐，尽一杯，便可投药矣。

有风火相煽，人迎弦紧，而气口反大，咳嗽目疼，鼻流清涕，额与眉棱骨痛，选奇方最效。

选奇方

羌活　甘草夏生冬炙，各一钱五分　防风　黄芩酒炒，各一钱

水煎温服。

夹水伤暑者，因浴后当风，或冷水澡洗，或坐卧湿地，宜温散之。

有热伤元气，气短倦怠，口渴多汗，肺虚而咳者，此金受火制。肺气虚，故气短。不能生水，故渴。肺主皮毛，故汗出。虚火冲肺，故咳。东垣所云三伏，庚金受囚也，宜生脉散。夏

时宜预服数贴，加黄芪、甘草更佳。

生脉散

人参五分　麦冬二钱　五味子七粒

水煎服。

有中暑，口渴烦躁，小便不通者，六一散。体气无湿气者，不宜多服。

六一散

滑石六两　甘草一两　辰砂三钱

冷水调服三钱。吐泻者，姜汤下。寒者，再加硫黄少许。

病人忽然手足搐挛者，香薷饮加羌活，呕吐加藿香，小便不利，加茯苓、泽泻，痰加姜、半，渴加花粉，泻加苍术、白术，转筋加木瓜，面垢谵语遗尿者，宜白虎加苍术。

香薷饮

厚朴　扁豆各五钱　香薷一两　黄连姜炒

水煎冷服。

薛氏曰：中暍乃阳虚阴寒之证，先哲用姜、附以补阳，此推《内经》舍时从症之法也。香薷散阳气，导真阴之药，虚者切勿多服。庸工不问阴阳、虚实，夏秋但知此方，杀人多矣。后有十味香薷饮，六和汤，俱用香薷，亦俱有人参，何不参看？

十味香薷饮

香薷二钱　人参　黄芪酒炒　白术　茯苓　甘草炙　扁豆
木瓜　陈皮醋炒　厚朴姜制，各一钱

水煎。作汗，热服。利水，冷服。

六和汤

香薷四两　厚朴姜制，四两　砂仁　半夏制　杏仁　人参　甘
草炙，各一两　赤苓　藿香　扁豆炒　木瓜各二两

每服一两，姜、枣煎服。

病暑疡者，夏月忽头项赤肿，或咽喉肿痛，或腿足嫩肿，人皆疑为疮毒。但头痛内燥，昼夜发热不止，实与疮毒不同。宜服败毒散，石膏、黄连等药。热症一解，全无脓血，赤肿自消。

病暑瘵者，盛暑不禁辛酒，劳热躁扰，火动心脾，则咳嗽气喘，骤然吐血、衄血，头目不清，烦躁不宁。昧者以为劳瘵，不知火载血上，非真阴亏损如虚劳症也。宜黄连解毒去黄柏，加地黄、当归，二陈以贝母易半夏，加桔梗以扬之，薄荷以散之，麦冬、五味以敛之，自愈。

黄连解毒汤

黄连　黄芩　黄柏俱酒洗　山栀各钱半

水煎，温服。

暑月有遍身发泡，如碗如杯，如桃如李，晶莹脆薄，中含臭水，此湿热干皮肤也。黄连、香薷及解毒汤。重者内实便闭，口干臭秽，凉膈散、承气汤选用，外以莲花瓣贴之，周时平复。

凉膈散

连翘　栀子　黄芩　白芍　大黄酒洗　芒硝各二钱　甘草五分　大枣一枚　葱白一根

水煎温服。

盛夏有大热症，头大如斗，身热如火者。

黄芩一两

煎浓一茶杯，微温一气吃完，立效。

远行劳役，大热而渴，阳气内伏，热舍于肾，为水不胜火，热渴喘促，日晡病减，此脾胃大虚，宜补中益气去升麻，加麦冬、五味、茯、泽、连、柏，兼清解。

田野力役之人，过受燔灼，头角额痛，发热大渴，脉洪汗泄者，急作地浆，煎苍术白虎汤。

酷暑时道途卒倒，亟扶阴凉处，不可卧湿冷地，又不可便与凉水，掬地上热土，周围脐外，令人尿其中，取生姜或蒜捣汁，和童便或热汤灌之，醒后服药。

霍　乱

伤寒亦有寒热而兼吐利者，然必热邪传里，非仓卒并发也。若夏秋外受暑热，内伤饮食，忽然憎恶壮热，头痛眩晕，先心痛则先吐，先肚痛则先泻，心腹俱痛，吐泻交作。此阴阳反戾，清浊相干，上下奔迫。有温热、风暑、虚实之分，甚者转筋。

陈无择曰：伤风者，恶风有汗。伤寒者，恶寒无汗。冒湿，则重着。伤暑，则热烦。

身热烦渴，气粗兼暑热，用香薷散。热多欲饮水者，必有外邪入里，用五苓两解之法。寒多不饮水者，用理中丸。体重，骨节烦疼，兼湿化，用除湿汤。风暑合病，石膏清中汤。暑湿相搏，二陈加白术、黄连、藿香、扁豆、厚朴、桔梗、白芷、苏叶，即二香散。多食寒冷，用半夏、杏仁、藿香以开胃，人参、茯苓、扁豆、甘草以补脾，厚朴宽胸散气，香薷散暑中之寒。厥冷唇青，兼寒气，建中加附子、干姜。转筋逆冷，建中加木瓜、柴胡，甚者加干姜、附子。邪在上者，虽已吐利，仍当盐汤吐之，以提其气。若吐利不止，元气耗散，病势危笃，或恶寒逆冷，或口渴喜冷，或发热烦躁，欲去衣被，此阴盛格阳，不可因其喜冷，误认为热，宜理中汤，甚则加附子冰冷与服。余吐、余泻、余痛，宜一味报秋豆叶。即有夹食积者，不可误下，以吐泻已亡津故耳。

霍乱遍身转筋，肢冷，腹痛欲绝，脉洪易治，脉微舌卷囊缩者死。阳气已脱，或遗尿不知，气少不语，汗如珠，或大躁欲入水，四肢不收，皆难治。或但伏结代，未可遽断为凶。

河间以转筋为热气燥烁于筋，则挛瘲而痛。丹溪亦谓转筋属血热。然《内经》曰：经筋之病，寒则反折筋急，热则筋弛不收。转筋正筋急之谓，非弛纵也。况此症每见大吐大泻之后，定属虚寒而非实热。陈无择曰：阳明养宗筋，属胃与大肠，吐下而宗筋失养，必致挛缩，甚则卵缩舌卷。故仲景每用四逆、理中加减，转筋加木瓜。属火之说不可从。

《千金》治转筋外法，男子以手挽其阴，女子以手揪两乳。

有干霍乱者，心腹胀满搅痛，欲吐不吐，欲泻不泻，躁乱昏愦，俗名搅肠痧。此脾土郁极，不得发越，不可过攻，恐脾愈虚。不可过热，恐火愈炽。不可过寒，恐火必扞格。须反佐以治，然后郁可开、火可散。古方用炒盐调童便服，不独降火，且可行血。

干霍乱，探吐，通者可治。定后周时，切勿进粒米，得食必复发。

大顺散、冷香饮子、浆水散 俱在暑门。

四顺附子汤 治吐泻转筋，手足逆冷，六脉沉绝，身冷汗出。

生附子　干姜炮　人参　炙草各一两

每服四五钱，水煎服。

冷香汤 治吐泻脐腹刺痛，胁肋胀满烦躁等症。

良姜　白檀香　草豆蔻　制附子　炙草各一钱　丁香七粒

水煎服。

木瓜汤 治吐泻转筋。

木瓜一两　茴香二钱半　吴茱萸五钱　炙草二钱

诃子散　治老幼霍乱，一服即效。

诃子炮，去核　炙草　厚朴姜制　干姜炮　神曲炒　茯苓　良姜　麦芽炒　陈皮　草豆蔻等分

为细末，每服二钱，病发不可忍时，水煎，入盐少许服。

一方

生姜三两

捣烂，入酒一升，煮三四沸，温服，治转筋。

一方

丁香十四粒

为末，热汤调服。

一方

盐一两　生姜五钱

捣，同炒色变，水煎热服。俱治干霍乱

按：霍乱诸方甚多，此特其略耳。然时下庸工从未之用，并从未之见，所用者，去苓术之藿香正气而已，尽有三阴症竟用此方，立见危殆。彼亦知有阴症之吐泻否耶？亦知有理中、四逆汤辈之治法否耶？此何面目而偷生人世！

疟

经曰：夏伤于暑，长夏伤于湿，秋必痎疟。盖伤暑则汗出腠间，或当风浴水，悽怆之寒，伏于皮肤，一遇秋风，新凉束之，表邪不得外越。阴欲入而阳拒之，阳欲出而阴遏之，阴阳相搏而疟作。浅者病在三阳，随卫气以为出入，而一日一作。深者病在三阴，邪气不得与卫气并出，或间日或三四日作。作愈迟，病愈深也。然其邪在半表半里，本是少阳界分，所以寒

热往来。虽久疟正虚，亦以少阳主之。仲景曰：疟脉多弦。弦数者多热，弦迟者多寒。弦小紧者下之差，弦迟者可温之，弦紧者可发汗、针灸也，浮大者可吐之，弦数者风发也，以饮食消息止之。弦数风发，言热极则肝木生风而侮土，必耗其胃津。饮食消息者，经云：风淫于内，治以甘寒。大约如梨汁、蔗浆之类。

发在子后午前者属阳，其病易愈。午后者属阴，其病难愈。三疟作于子、午、卯、酉日者，少阴也。寅、申、巳、亥日者，厥阴也。辰、戌、丑、未日者，太阴也。

无汗要有汗，散邪为主，而仍须带补。有汗要无汗，扶正气为主，而仍须带发散。盖人以脾胃为主，未有脾胃实而患疟利者。若专主发散消导，不顾脾胃，治标不治本，则轻变重，重转危矣。如小柴胡为少阳主治，去人参以祛少阳之邪，十不一效。下愚不移者，尚冥然①不悟。况告以补中益气为培正散邪之圣方，有不交口讥讪者乎？噫！医道之坏久矣。

风寒暑湿，病各不同，治法亦异，独无痰不成疟，无食不成疟，深得致病之因。

风疟者，由感风而得，恶风自汗，烦躁头痛。风属阳，故先热后寒，宜柴胡、白芷、苏叶、羌活、青皮之类。

温疟者，或冬月受寒，因暑风而发，或伤寒坏症，亦先热后寒。热多者小柴胡加减，寒多者小柴胡加桂。

寒疟者，由感寒而得，无汗恶寒，或先寒后热，宜羌活、紫苏、生姜，先散太阳之邪，寒甚者，附子理中汤。

暑疟即瘅疟，因肺虚有热。《金匮》云：阴气孤绝，阳气

① 冥然：愚昧无知貌。

独发，少气烦冤，手足热而呕，但热而不寒，令人消烁脱肉。盛暑发者，人参白虎汤，或加桂枝通营卫。秋凉发者，小柴胡。

温疟者，或冒雨，或袭湿，或汗出澡浴，其症体重而肢节疼痛，呕逆胀满，五苓散、除湿汤，即二陈、平胃，加藿香、白术，寒多加桂。

牝疟者，阳气素虚，或久受阴湿，或盛暑乘凉饮冷，阳虚不能制阴，故凄惨振振，但寒而不热，柴胡姜桂汤、蜀漆散。

食疟者，饥饱不时，或肥甘无度，或生冷受伤，食滞痰生，其症苦饥而不能食，食则胀满，呕吐腹痛，青皮、草果、半夏、神曲之类。

瘴疟者，天炎山湿之地，多风瘴之毒，感之者，败血蓄于心，毒涎聚于脾，宜疏通脏腑，如凉膈散、小柴胡，加大黄、木香、治瘴丸。

痨疟者，或素有弱症，或因疟成痨，宜十全大补汤，热则去桂。

鬼疟者，俗以夜发指之，非也。邪入阴分，发于六阴，宜四物加知母、红花，以升麻、柴胡提起阳分，方可截之。唯时行不正之气，真鬼疟也，宜平胃散加桃仁、雄黄。

疟母，因治之失宜，荣卫亏损，邪伏胁下有块，当补虚为主。每有急于攻块者，必致不救，六君加木香、肉桂、蓬术、鳖甲。

痃疟，老疟也。疟邪未尽，勉强遏抑，必郁久痰积，遂深入三阴而成三疟。古人于治疟方中，必用参、术者，补脾使健运也，用桂、附者，补肾使温散也。得服药病止，又必更加小心调摄，方止而不发。若膏粱不知禁忌，伤脾伤肾，或贫窭①、劳役、饥饱，恐变症难愈。

大抵初起，散邪消导，后即宜养正调中。所谓气虚则恶寒，血虚则发热，何可不知？

痰滞胶于膈中，痞闷多热，口干燥实，大柴胡利之，或用枳实导滞丸。

饮水多而渴甚者，乃痰挟水，停蓄膈中，致津液不得上行，须五苓散利之，或吐去积水为妙。

呕吐不止，以盐汤探之，吐出积痰，投清中导滞药。

肥人多湿痰，发则多畏寒，日久脉软而沉带滑，用补中益气加熟附二三分佳。

赵养葵云：予每见发疟有寒来如冰，热来如烙，惟面色如脂，渴欲饮水者，俱作肾中真阴虚治，用六味加柴胡、芍药、肉桂、五味大剂，无不立应。有发时饮汤不绝者，以七味丸一料，大砂锅煎汤频与代茶，必熟睡渴止而热愈。

又云：有恶寒恶热，面赤如脂，口渴不甚，吐痰如涌，身以上热如烙，膝以下自觉冷，此真阳泛上，肾虚之极。亟以八味汤大剂，冷饮而热退，继以人参建中汤调理。

又有一等郁症如疟者，与正疟无异，但其人口苦，呕吐清水或苦水，面青胁痛，耳聋脉涩，须以逍遥散，加茱炒连、贝母，倍柴胡作一服，继用六味或六君，加柴胡调理。

凡伤寒后、大病后、产后、劳瘵等症，俱有往来寒热，似疟非疟，或一日二三度发，并作虚论。但阳虚者，补阳，如理中、六君，补中益气加姜、桂，甚则加附子之类，诸方必用升、

① 贫窭（jù巨）：贫寒。

柴，提出阴中之阳，水升火降而愈。阴虚者，补阴。经云：昼见夜伏，夜见昼伏，按时而发，是无水也。悠忽往来，时止时作，是无火也。无水者，壮水之主以镇阳光，六味汤主之。无火，益火之原以消阴翳，八味汤主之。

立斋云：凡久疟不效，以补中益气汤加半夏，用人参一两，煨姜五钱，一服即愈，此不截之截也。缪仲醇止用参、姜各一两，截虚疟甚效。太阴三疟，必理中加肉桂，少阴、厥阴非八味不效，用攻伐必坏。

愚按：疟疾，寻常事也，每秋来或十计或百计。予自幼至今，所历不啻千计，然见方药，不过羌、防、柴、葛、香薷、厚朴、半夏、枳、桔、陈皮数味而已。及门①蒋生，言家中曾有三人患疟，延上洋曹先生诊治，作三方各大异，而三病俱应手即愈。予初疑其有异术。岂知检阅方书，凡表里、阴阳、寒热、虚实，辨析微茫，凿有分辨，即凿有应用之药。先圣先贤剧费苦心，昭兹来许。奈何用参、芪，必云风寒未尽，用桂、附，必云暑暍未清。守此柴、葛衣钵，千病一律，以为平稳，而实则杀人。一疟病尔尔，他症尽然，此予悲愤之至，而著此书者也。

清脾饮 疟主少阳而清太阴者，以脾土湿，湿生痰，其症必口苦咽干，大小便赤涩，脉弦数。故用半夏、茯苓清脾之湿，青皮、厚朴清脾之痰，柴胡、黄芩清脾之热，甘草、白术清脾之虚，草果仁又所以清膏粱之痰也。有汗用白术，无汗用苍术。

柴胡半钱　黄芩一钱　白术钱半　青皮　厚朴炒　熟半夏　茯苓　草果仁　生姜各一钱　甘草六分

同煎。

---

① 及门：正式登门拜师受业的弟子。

青皮饮

青皮　厚朴　白术　草果仁　柴胡　茯苓　黄芩　半夏
甘草

寒多加肉桂，热多加黄连。

草果饮　治脾胃有郁痰伏涎，元气强壮方可用，虚人禁之。

草果　常山酒炒　知母　乌梅　槟榔　川山甲

原方有甘草，不可与常山同服，去之。

蜀漆散　治牡疟。

蜀漆烧去腥　云母烧三夜　龙骨研，水飞

为末，未发前，浆水服五钱。

牡蛎汤　治牡疟。

牡蛎四两，熬　麻黄去节　蜀漆各三两　甘草二两

水八升，先煮麻黄、蜀漆去沫，内诸药，煮二升，温服一
升，吐则勿再服。

三解汤

麻黄　柴胡　泽泻

麻黄散表邪，由汗而泄。泽泻引里邪，由溺而泄。柴胡使
半表半里之邪由中而解。

何首乌，《本草》不言治疟，而截疟有殊功。其法：用生首
乌一两，青皮、陈皮各三钱，甘草一两，生姜二钱，水煎，露
一宿，空心温服效。

一方　治久疟。

川山甲　陈皮　槟榔　常山酒炒　吴茱萸各三钱

三味为末，姜汤调服。

景岳休疟饮　此止疟之神方也。或年老体弱，病久不愈者，
服此即愈。

人参　白术炒　当归各三四钱　首乌　炙草各八分

阴阳水煎，露一宿，温服。阳虚寒多，加干姜、肉桂，甚则附子。阴虚烦渴，加麦冬、生地、芍药。肾阴不足，加熟地、杜仲、枸杞。邪未尽，加柴胡、细辛、麻黄。

荆氏三方　明季京口荆孝廉先生，精于医理，著疟痢诸方，遍行宇内，进呈载内府。

第一方

柴胡　厚朴制　黄芩　苍术泔浸，晒，炒，各八分　制半夏　威灵仙　陈皮　白茯苓各一钱　槟榔　青皮各六分　甘草四分　生姜三片

河井水煎。如头痛，加白芷一钱。无汗，加麻黄一钱，只可一次。

此方平胃消痰，祛湿理气。予历试二十余年，或二服，最重不过四服，无不神验。玩方内半多小柴胡，然疟邪伏于膜原之舍，药所难到，故有迎之、追之之法。灵仙善走空窍，无微不达，所以两方皆用，此特识也。头疼无汗，方加白芷、麻黄，一服便止，亦不妄用表药。予曾遍告粗工，或笑而不答，或云风寒未清，何遽用黄芩？槟榔、青皮是里药，苍术太燥，茯苓尤太补，灵仙直不识为何意。噫！彼亦曾闻疟为半表半里乎？如此验方，褎如充耳①。盖彼自有柴葛秘传，日用活套②也。

第二方

生首乌三钱　陈皮　茯苓　柴胡　黄芩各八分　白术　当归　威灵仙各一钱　炙甘草三分　知母　鳖甲醋炙，各三钱

---

① 褎（yòu 又）如充耳：像聋子一样塞耳不闻。
② 活套：生活中的俗语常谈。

久不愈者，加蓬术一钱，近者不用。姜三片，河井水煎好，入酒半杯服。

服前方三四贴未愈，即用此方。忌之者，必云归、术补药，首乌、鳖甲尤拦截疟邪在内。岂知柴胡、灵仙已祛少阳之邪，所谓补泻并用也。若不顾元气，群队发表，往往溃败不可收拾，尔亦稍知愧悔否？荆先生云：此方即虚弱之人，缠绵极重者，数服可立起，妄增减即不效。

第三方

人参　白术　知母　麦芽各一钱　黄芪蜜炙　当归各钱二分陈皮　柴胡　青蒿子各八分　首乌二钱　炙甘草　升麻各四分

姜三片，枣二枚，河井水煎服。此方为有余人设，贫者不能办，多服第二方可也。

久疟全消丸

威灵仙　莪术醋煮　三棱醋煮　麦芽炒，各一钱　生首乌二两金毛狗脊八钱　青蒿子　黄丹水飞　穿山甲水煮，切，炒成珠，各五钱　鳖甲酒炙，三两　山药一两　糖清一两　小儿加鸡肫皮炙，五钱

共为末，以山药粉调糖清为丸，如绿豆大，每服三钱，姜汤下，人参汤更妙，不半剂即验，疟母亦消。

桂枝汤　小柴胡汤　大羌活汤　清暑益气汤　藿香正气散大柴胡汤　白虎人参汤　白虎加桂枝汤　五苓散　逍遥散　六味七味八味汤　补中益气汤　滋肾生肝饮　理中汤　理中加桂汤　人参建中汤　六君子加柴胡汤

疟虽少阳一经，其病因各有不同，故形证甚多，应用之方，尚有未尽，此特约略云耳。奈专守去参之小柴胡壳子者，增之减之，颠之倒之，不问何因何病，处处张冠李戴。轻者即侥幸收功，重者日久缠绵，必变成胀满怯弱诸症，渐致不起，利其

资而枉其年，尔之罪孽，尚堪清夜扪心乎？予不业医，而唇焦颖秃，犹冀有一二改悔者，非如尔辈之互相倾轧也。

痢附脱肛

痢者，《灵》《素》谓之肠澼，亦曰滞下。《金匮》以呕吐、哕、下利并言，盖以三者皆足阳明胃、手阳明大肠病也。然此证多本脾与肾，脾土为万物之母，肾水为万物之元。故先泻后痢者，脾传肾，为贼邪难疗。先利后泻者，肾传脾，为微邪易治。大抵夏秋湿蒸郁热，本乎天也。因热求凉，过吞生冷，由乎人也。气壮而伤于天者，郁热居多。气弱而伤于人者，伏寒亦甚。向谓色赤者热，色白者寒，亦非确论，须审其或脓或血，或脓血相杂，或无糟粕，或糟粕相杂，或肠垢，或痛或不痛，或吐或不吐，或发热不发热。先详辨其阴阳、寒热，更以脉之虚实细细审之。如胀满恶食，急痛惧按者，实也。烦渴引饮，喜冷畏热者，热也。脉强而实者，实也。脉数而滑者，虚也。

脉浮数，外症身痛，发寒热，挟外感者，先宜解散，败毒散主之。

按：败毒散中，二活祛风去湿，柴胡散热升清，前、桔、枳壳开肺气而豁大肠，茯苓泻湿，甘草和中，川芎调血。虚者必加人参以匡正，而后能祛邪。故痢病有外症者，惟此方疏导经络，表散邪滞为宜。如无外症，妄用防、葛表药，自谓小心稳当，不知下痢已伤津液，发汗而更伤之，胃气愈虚，则下出之浊气随汗而外泄，势必胀满加病。盖此症非太阳伤寒可正用发汗，亦非太阳阳明合病下利可用麻黄之比也。予见时下不问何病，病不论新久，定以表药开端，故屡及之。

脉滑或弦，见于关，腹痛后重者，积滞多。脉洪而数，口干烦满者，热多。脉缓而濡，不渴身重，便溺不利者，湿多。仲景曰：沉弦者重，脉大者为未止，微弱者为欲止，虽发热不死。

凡腹痛后重，小便短少，口渴喜冷饮，大肠口燥结，是为挟热下利，芍药汤主之。

芍药汤

芍药一两　归尾　黄芩　黄连各五钱　大黄三两　木香　槟榔　炙草各二钱　桂钱半

每服五钱，水煎服。

此洁古所制，本仲景黄芩汤，而加行血调气之药，为从来治痢之主方。芍药泻肝火，敛阴气，和营卫，故以为君。大黄、归尾，破积而行血。木香、槟榔，通滞而行气。黄连、黄芩，燥湿而清热。甘草和中。假肉桂以为反佐。此河间所谓行血则后重自除，理气则便脓自愈者也。如属气分，加枳壳宽肠；血分，加当归、桃仁和血。肠风，加秦艽、皂子祛风。湿热，加白术、茯苓、滑石渗湿。呕吐，加石膏、姜汁。气虚，加参、芪、白术。血虚，加芎、归、阿胶。痢止而后重不解，去槟榔，加升麻以提之。今人治痢，未闻用此方者，必以芍药为敛，当归为补，大黄、槟榔为峻，肉桂尤梦想不到者，吾见其如聋如瞽而已。

腹痛，有寒，有热，有食积。食积痛，必有胀满坚硬处，或痛而拒按，其为停滞无疑。微者直导之，甚者逐之，此易辨者也。火痛，大抵湿热居多，清热利湿而兼行气，亦易于收效。寒痛初起，或外受寒邪，或口食生冷，此犹可认识者。若中气不足，不能运化，但察其不实不坚，或喜揉按，或喜暖熨，此由阳虚生内寒而痛，则在中者，宜温脾，下者宜温肾矣。粗工动云痛无补法，必待痛定而后补。吾见痛必不止，而无补日也。若于温补药中稍加木香以行气，归、芍以和血，自必痢止而痛除，何嫌何忌而胶执己见。

肺金之气，郁于大肠，亦多腹痛。重用桔梗以开之，归、芍、甘草以和之，木香、陈皮疏之，每效。

里急后重，凡痢皆然，不必尽属于热也。如邪迫而后重者，至圊稍减，未几复甚，此火也，轻者芍药汤，甚则用承气。虚滑而后重者，圊后不减，以得解愈虚故也，补中益气汤，真人养脏汤。

肛门肿痛，亦分寒热。脉滑有力，热留于下者，丹溪用木香、槟榔、芩、连，加炒干姜，此治火证者也。若久病而痛，自汗脉微小，则元阳下陷，必养脏汤加减，甚者理中汤。

蛲虫痛，九虫之一也。胃弱肠虚，则虫乘之，或痒，或痛，或谷道中溢出，用枯矾、苦楝根煎汤洗，内服桃仁、槐子、芜荑。

噤口痢，食不得入，汤药到口即吐。丹溪用茱炒黄连，同人参加陈皮煎汤，逐一匙润下，吐即再与，得二三匙咽下，即可不吐矣。此亦治胃火症法也。

有宿食未消者，宜先消导。有痰饮停膈者，轻用五苓加石菖蒲，重者加甘遂。

有脾气弱而或为呕恶，或为吞酸，中焦不运，而恶闻食气者。有肾气弱而命门不暖，致大肠不能固，小肠不能化，而胃气不能行者。欲实中焦，必用人参、白术、干姜之属，欲实下焦，必用桂、附、吴茱萸、熟地之属，使脾胃强而利自清，食自进矣。

一方 取五谷虫焙末，黄米汤调下，亦效。

外治法　用田螺一枚去壳，入麝香少许，捣填脐内，引热下行。或用木鳖子为末，加麝亦效。

休息痢，屡止屡发，此系寒积在大肠底，诸药所难到，独巴豆一味，炒研蜡丸，空心服之，永不再发。盖《内经》通因通用，原有两条，一酒蒸大黄治热痢，一蜡丸巴豆治寒痢。古人成法定不差，非孟浪也。有因兜涩太早，积热未清者，香连丸加参、术、甘草、茯苓、枳实。有虚滑甚者，用东引椿根皮，水浸去黄皮，一两，配人参一两，木香二钱，煎服，或用大断丸。

一友云，有人患休息痢年余，诸药不效。浦南何嗣宗云：此因暑毒伏邪未清，须源头上清之，仍用人参败毒二剂，永止不发。名医不当如是耶？

有疟后痢，痢后疟者。夫既属疟后，必发泄几尽，岂尚有暑毒为利。此必元气下陷，脾虚不能升举，似痢非痢也。既属痢后，下多亡阴，阳气亦随痢而散，则阳虚恶寒，阴虚恶热，似疟非疟也。二者皆作虚论，俱宜补中益气加温补。若粗工必曰余邪未尽，摩厉以须，此前生之冤对也。

初起受病，必系热邪，迁延日久，各症不减，则脉弱力倦，气衰食少。但后重不痛者，理宜补中益气，一升一补。如小腹重坠，切痛奔豚，此兼少阴症，急加吴茱萸、肉桂、骨脂、肉果，甚则加附子；如有下纯血者，重用当归加炒黑干姜，虚回而痢自止。若待血清痢止而后补，试问曾有待而生者乎？

东垣云：饮食有伤，起居不时，损其胃气，则上升清华之气反从下降，是为飧泄。久则太阴传少阴而为肠癖，里急后重，脓血交错，至圊不能即便者，专用补中益气汤升降之。若作痢治，大错。

凡病后、产后，俱属虚证，即有微邪，总宜顾元气为主。

诸坏症，久下脓血，或如死猪肝色，或五色杂下，频出无禁，俗云刮肠。乃脏腑俱虚，脾气欲绝。若投痢药立毙，急投四君子加益智、木香、肉果，或可救万一。

秦越人《难经》有五泄之分，曰胃泄、脾泄、大肠泄、小肠泄、大瘕泄。所谓大瘕泄者，即肾泄也。注云：里急后重，数至圊而不能便，茎中痛。世人不知此病，误为滞下而治之，祸不旋踵。独褚氏《精血论》云：精已耗而复竭之，则大小便牵痛，愈痛则愈便，愈便则愈痛。须以补中益气汤倍升、柴，送四神丸。又以八味丸料，加吴茱萸、骨脂、肉果，多服乃痊。此等症以痢药损元气，肢体肿胀而毙者，不可枚举。噫！病情虽千态万状，治法亦千方百计，何所不备，而庸工以寸光自拘，每一披阅，痛心切骨。

病后恶血渗入经络，或作痛，或脚渐细，不治即成鹤膝风。丹溪曰：此痢后痛风也。用制苍术二两，酒炒白芍、龟板各二两半，黄柏五两，粥和丸。以四物加桃仁、陈皮、甘草，煎汤送下四钱。甚者大防风汤，多加骨碎补，同研取汁调服。外用牛膝、杉木、白芷、南星、萆薢，煎汤熏洗。

下纯血者，如屋漏水者，大孔如竹筒者，唇若涂朱者，发热不休者，俱大凶。色如鱼脑，或如猪肝，半吉半凶。脉细，皮寒，气少，泄利前后，饮食不入，是谓五虚，唯参、附十可救一。

仓廪汤 治噤口痢。

败毒散内加陈仓米，煎服。

保和汤

山楂三两　神曲　茯苓　半夏制　麦芽各一两　陈皮　莱菔子　连翘各五钱

面糊为丸，再加白术三两，名大安丸。

清六丸　治血痢神效。

六一散一料，加红曲五钱，研细，蒸为丸服。

真人养脏汤

人参　白术　当归各六钱　白芍　木香各一两　甘草　肉桂各八钱　肉果面包煨，半两　御米壳蜜炙，三两　诃子肉一两二钱

每服四钱，水煎服。

五味子丸　治下元虚寒，火不生土，致关门不闭，名曰肾泄，亦名脾肾泄。

人参　白术制　五味　补骨脂炒，各三两　山药　茯苓各两半吴茱萸汤泡，炒　川巴戟面包煨　龙骨各一两

共末，酒和丸，每服四五钱，米汤下。

大断丸　治久痢不禁者。

附子　干姜　赤石脂　肉果　甘草　诃子

饴糖为丸，每服三四钱。

十宝汤　治冷痢如鱼脑者，三服立效。

黄芪四两，炙　熟地　白茯苓　人参　归身　白术　制半夏白芍　五味子各一两　炙草半两

为粗末，每服五钱，加生姜三片，乌梅一枚，水煎服。

气痢神效散

荜茇三钱　牛乳半升

煎服。

按：荜茇，辛热除胃冷，以牛乳煎服，更和血补脾。唐太宗服两次，俱神验，载在史册。今人绝不知，何也？

加味香连丸

黄连十两，吴萸八两，煎汤，浸透，同炒，去萸　木香二两　槟榔三两　大黄四两

为末，泛丸，任用。

苍术地榆汤　治受湿血痢。

苍术浸，炒，三两　地榆一两

水煎服。

犀角散　治热痢下血。

犀角屑　黄连微炒　地榆各一两　当归半两　木香三钱

为散，每服三钱，水煎服。

洁古加减平胃散

白术　厚朴　陈皮各一两　木香　槟榔各三钱　甘草七钱　桃仁　人参　黄连　阿胶　茯苓各五钱

每服五钱，姜、枣煎服。

郁金汤　治热毒下血。

犀角屑　黄连微炒　地榆各一两　当归半两　木香三钱

为散，每服三钱，水煎服。

感应丸　冷积久不止者，并可治，虽有巴豆，不令人泻，其积自然消化，神妙不可言。

南木香　肉果　丁香各五钱　干姜炮，一两　巴豆七十粒，去皮、心、膜，研，去油　杏仁一百四十粒，去皮尖　百草霜一两

上将前四味，同草霜为末，巴、杏另研，用黄蜡六两，以好酒入砂锅煮蜡数沸，倾出，酒冷，蜡浮上，取起，约四两，再用清油一两同熬匀，乘热拌药为丸，每服三十丸。

仙传龙宫秘方

茅术七两，米泔浸二日，每日一换清水，洗净去毛，略晒，切片，炒燥，研极细，取净末四两　草乌三两，去芦、梗，用面一斤，水和，作饼两个，裹好入砻糠，火煨焦色，去面切片，晒燥，取末二两　锦纹大黄三两，切三四块，面包，火煨焦色，去面，切片，炒，取细末二两　川羌活

二两五钱，切片，微炒，晒燥，取净末二两　杏仁顶大者七十粒，汤泡片刻，去双仁并皮尖，拣白净不油者四十九粒，研碎，用纸压去油，极净细绢筛过，拌匀

水泛为丸，每服二三钱。白痢水泻，姜汤下。赤痢，白汤下。

此方相传明季浙宦治水，从龙宫得来。予曾屡制遍施，不论老少，无不神验。即发寒热者，服之立止，盖有羌活、杏仁故也。有此奇方，何忍秘而不宣，特难为时医耳。

脱　肛

此症多见于泻痢之后，产后、痔疮亦有之。虽有寒有热，总是元气下陷之症。

经曰：出为虚，入为实。肛门之脱，非虚而何？又曰：下者举之。徐之才曰：涩可去脱。乃治脱肛之法也。

丹溪治久泻脱肛，用参苓白术散，加升麻、柴胡、五味子、川芎。泻痢不止而滑脱者，健脾燥湿药中加乌梅、五味、文蛤、木香之属。脾虚下陷而脱者，补中益气汤。阴虚，肝肾不足而下陷者，都气丸，滋肾生肝饮，并加升麻、川芎。妇人临产用力太过者，八珍、十全俱可。

气血虚而兼湿热者，必赤肿作痛，属大肠风热，宜生地、赤芍、槐花、槐角、升麻、荆芥之类。痔疮加猬皮、鳖头，虚者俱加参、术。

立斋云：湿热胜者，升阳除湿汤。血热者，四物加条芩、槐花。血虚者，四物加白术、茯苓。兼痔痛者，四物加槐花、黄连、升麻。久痢者，补中益气汤加酒炒芍药。中气陷者，前汤加五味、炮姜、半夏、茯苓。肾虚者，六味。虚寒者，八味丸。

外治法

五倍子三钱，碎　明矾末三钱

水五碗，煎汤洗过。用赤石脂或龙骨，研末干掺，将芭蕉叶渐渐托上。

一方　熊胆五分　孩儿茶三分　冰片一分

作敷药尤妙。

卷 十

春 温

《内经》曰：冬伤于寒，春必病温。又曰：冬不藏精，春必病温。仲景别无温病篇，朱奉议《活人书》与刘守真辈俱以伤寒并论。后人群起非笑①，谓伤寒专在霜降以后、春分以前，遂有宜于冬不宜于春夏，宜于北不宜于南诸说，几视桂枝、麻黄如鸩毒。陶节庵虽妄自变方，犹能师仲景之意。如阳虚不能发汗，用参、芪、桂、附之再造散。何习之者不辨阴阳虚实，但以模棱作活计乎？愚亲试盛暑冒寒，一服桂枝立愈。每致疑于温病篇遗失之言，及读《尚论·序》云：治温法度，俱错出于治伤寒中。盖天气有凉燥，人身之六经则同。谓春夏融和，无严肃之气，感寒者少则可。若六经治法，具载正伤寒中。嘉言以冬伤于寒、冬不藏精二者分条，即摘《伤寒论》以证之。《内经》虽云：必先岁气，毋伐天和。又云：有故无殒。则春温以正伤寒为依据，甚为有见，因之。

冬伤于寒

太阳病，发热而渴，不恶寒者，为温病。

脉浮，头痛，项脊强者，为太阳病。然冬伤于寒，感春月之温气而发，则厥阴风木主事，与太阳之寒水不涉，故虽从太阳而不恶寒也。或新中微寒，且表气素虚者，亦有卫虚恶风，

---

① 非笑：讥笑。

营虚恶寒，然必微而不甚，此所以为春温症也。

形似伤寒，其脉不弦紧而弱。弱者必渴，被火者必谵语。弱者发热，脉浮者解之，当汗出愈。

风性缓弱，不弦紧而弱者，非伤寒也。弱者发热，即《内经》诸弱发热也。脉浮而解之，乃解肌，不可发汗。

脉浮热甚，反灸之，此为实。实以虚治，因火而动，必咽燥吐血。

浮热甚，邪气实也。伤寒已不可灸，况温病乎？

病如桂枝证，头不痛，项不强，寸脉微浮，胸中痞硬，气上冲咽喉，不得息者，胸有寒痰也，当吐之，宜瓜蒂散。

又云：**病人有寒，复发汗，胃中冷，必吐蛔。**

瓜蒂散，取吐顽痰而逐水，则膈快矣。有痰而误发汗，亡津而胃虚，必蛔上逆。

病人手足厥冷，脉乍紧者，邪结在胸中，心下满而烦，饥不能食者，病在胸中，当须吐之，宜瓜蒂散。

此非厥阴之厥冷，乃邪结在胸中，类伤寒之痰证也。

病人身大热，反欲得近衣者，热在皮肤，寒在骨髓也。身大寒，反不欲近衣者，寒在皮肤，热在骨髓也。

前是表实里虚，后是表虚里实。

病在阳，应以汗解之，反以冷水噀①之，若②灌之，其热被却③不得去，弥更益烦，肉上粟起。意欲饮水，反不渴者，服文蛤散。若不差者，与五苓散。寒实结胸无热证者，与三物小

---

① 噀（xùn 训）：含在口中而喷出。《伤寒论·辨太阳病脉证并治下》作"潠"，二者为异体字。

② 若：或。

③ 却：《伤寒论·辨太阳病脉证并治下》作"劫"。

陷胸汤，白散亦可。

病人脏无他病，时发热自汗出而不愈者，此卫气不和也。先其时发汗则愈，宜桂枝汤主之。

又云：病自汗出者，此为营气和。营气和者，外不谐，以卫气不共卫气和谐故耳。以营行脉中，卫行脉外，复发其汗，营卫和则愈。

春温症，由肌肉而达于皮肤，则自阳明胃经传入太阳膀胱，故只用解肌，不可发汗。

病人脉数，数为热，当消谷引食而反吐者，此以发汗，令阳气微，阳气虚，脉乃数也。数为客热，不能消谷，以胃中虚冷，故吐也。

因发汗而阳微，则胃虚不能食，非不藏精之真阳微，不过客热而脉数也，温其胃即愈。

病人耳聋无闻者，以重发汗，虚故也。

此与伤寒少阳邪盛者迥异。见温症禁过汗也。

病人不大便五六日，绕脐痛，烦躁，发作有时者，此有燥屎，故使大便硬也。病人小便不利，大便乍难乍易，时有微热，喘冒不能卧者，有燥屎也，宜大承气汤。大下后五六日不大便，烦不解，腹满痛者，有燥屎也，宜大承气汤。

热邪聚阳明胃中，津液必伤，故虽宜汗而只用桂枝，但解肌而不大发汗也。宜下而必用大承气，取亟下而驱邪也。总是爱惜津液之故。虽治伤寒且然，况温病乎？

凡病若发汗，若吐若下，若亡津液，阴阳和者，必自愈。

既无内伤，又非冬不藏精，则元气胜者，易愈。伤寒与温病同也。

解肌诸方：

桂枝汤　桂枝加葛根汤　升麻葛根汤　葛根柴胡汤　葛根葱白汤　葛根黄芩黄连汤

附方　人参败毒散　参苏饮　海藏大羌活汤

解肌后，痛不去，反恶寒者，虚也，芍药甘草附子汤。脉细，身倦者方可服。

解肌后，身疼痛，脉沉者，桂枝加芍药人参新加汤。

解肌汗出过多，心下悸，欲得按者，桂枝甘草汤。

解肌后，烦渴，脉洪大，白虎加人参汤。

解肌后，腹胀满，厚朴生姜甘草人参汤。

解肌后，不恶寒，但恶热者，调胃承气汤。

解肌后，恶热，无下证，知母石膏汤。

解肌后，脉微数，小便不利，微热烦渴，五苓散。

吐法：

瓜蒂散　栀子豉汤

清热：

白虎汤加参汤　白虎加苍术桂枝汤　玄参升麻汤　升麻栀子汤　竹叶汤加石膏汤

和解：

小柴胡汤加桂汤　小柴胡去半夏参枣加人参瓜蒌五味子汤　小柴胡加硝汤

疏风：

荆芥散　独活汤　风引汤　续命汤减麻黄附子

分利：

五苓散发渴、小便赤者用　猪苓汤汗多者不可用　天水散辰砂天水散　牡蛎泽泻散治腰以下有水气关结：

三物小陷胸汤　三物白散

下法：

大承气汤　调胃承气汤　大柴胡汤心下痞者，当下，若烦躁、呕不止者，宜两解

下后，脉促胸满，桂枝去芍药汤。若微恶寒，去芍药加附子汤。误以丸药下之，身热不去，微烦，栀子干姜汤。三法俱温以散表

下后，利不止，脉促表未解，喘汗者，葛根黄连汤。凉以解表

下后，身热不去，心中结痛，栀子豉汤。

下后，心烦腹满，卧起不安者，栀子厚朴汤。吐以撤邪

下后，心中懊憹而烦，有燥屎者，大承气汤。取仍从下解

下后，寸脉沉而迟，手足厥逆，下部脉不至，咽喉不利，吐脓血，泄利不止为难治，麻黄升麻汤。取其解错杂之邪

下后伤血，脉涩，葶苈苦酒汤。取其壮阴

大汗使阳气微，又大下使阴气弱，其人亡血，病恶寒，后乃发热无休止时，阴阳既虚，气血俱弱，故其热不可止息，葶苈栀子汤。咸苦涌泄以助阴

解毒诸方：

黄连解毒汤　黄连汤　黄连阿胶汤　黄连泻心汤　黄连龙骨汤　黄连犀角汤　黄连橘皮汤　黑膏

养血生津：

酸枣仁汤　阿胶散　芍药甘草汤　大青汤　麦门冬汤　炙甘草汤　五味子汤

补中：

小建中汤　黄芪建中汤　理中汤　治中汤　温中汤

凉血：

滋阴汤　犀角地黄汤

搐鼻出水：

瓜蒂散

刺鼻出血：

干粟干①　篛叶②

冬不藏精春必温病

经曰：肾主闭藏。冬不藏精，则开关气泄，寒风得以入之。至春地气上升，肝木用事，则吸引肾邪而病作。虽有发热，从骨肉郁蒸而出，亦不烙手，未热而耳轮上下先热。始发时，多兼微寒，亦不渴，与前症不同。此症虽属太阳，邪则从少阴而来，若但以羌、防、柴、葛，任行表散，必汗出而邪不出。即仲景所云发汗已，身灼热者，名曰风温。风温为病，脉阴阳俱浮，自汗出，多眠睡，鼻息必鼾，语言难出者是也。凡外感之邪，发汗而热必退，今汗出而身始灼热，明是热在骨髓，由汗而透出肌表也。然发汗而即自汗身重，眠睡息鼾，语言难，皆少阴危候。此时若下，则膀胱愈损，必小便不利，直视失溲矣。若被火，必阴愈亏，邪愈无制，必剧如惊痫，而时瘛疭矣。一逆再逆，非误于但知表散，不知用温药以引邪之法也。《尚论》言之甚详，皆前人未经阐发者。

少阳病，始得之，反发热，脉沉者，麻黄附子细辛汤主之。

---

① 粟干：即甜高粱。
② 篛叶：即竹叶。

少阴病，必脉沉身重，嗜卧倦语，而反发热，则必邪在表而根由于里，所谓冬不藏精也。在里之邪，必以引经之药引之，方能透出于表，故以附子、细辛匡麻黄而温经散邪。千古不易之正法，奈何后人全不知用，徒以三阳表药，屡表不应，十不治一矣。

少阴病，得之二三日，麻黄附子甘草汤。微发汗，以二三日无里证，故微发汗也。

麻黄散邪，附子温经，皆大力之药也。前症脉沉发热，表里俱急，故又加细辛之辛散，引入少阴以佐之也。此云无里症，则但有脉沉嗜卧等证，而无呕利躁烦，似表里俱不急，恐麻黄、附子太过，故去细辛而再用甘草和之，可以悟轻重之法。凡治冬不藏精之温症，二三日间，请择于斯二者。

病发热头疼，脉反沉，若不差，身体疼痛，当救其里，宜四逆汤。

既发热头疼，则宜治其表，而曰若不差，必发表而不差，亦不用麻黄、附子发表者，盖脉沉为阴症，表药但治其阳，则阴中之真阳外越，所以身体疼痛也，亟用四逆。

少阴病，脉沉细数，病为在里，不可发汗。

沉细数，里症也。发汗而亡津液，则内愈热矣。

少阴病，脉微，不可发汗。阳已虚，尺脉涩者，复不可下之。

微为阳虚脉，故亦不可汗，既不可下，将束手待毙耶？总之温病夹阴，其始未必即微涩，惟不亟以麻黄、附子二方温之、表之，迁延至此，悔无及矣。

少阴病，咳而下利，谵语者，被火气劫故也。小便必难，以强责少阴汗故也。

少阴肾为脏，膀胱为腑。少阴病强汗，则小便必难，误下则小便不利，直视失溲。可知脏腑俱病，化源先绝也。《伤寒论》云：直视谵语，循衣摸空，小便利者，可治。则小便所关甚重，竟可误汗、误下而竭其津乎？

少阴病，脉紧，至七八日，自下利，脉暴微，手足反温，紧反去者，为欲解也，虽下利，必自愈。

邪在阴者，真阳退舍，故多下利。今紧脉去而但微，知手足之温为阳气已复，寒邪必从下解矣，故曰自愈。

少阴病，欲吐不吐，心烦，但欲寐，五六日自利而渴者，虚故引水自救。口燥舌干证具，小便色反白者，下焦虚，有寒也，勿认为热以致误。

自利、渴、燥、舌干，似乎热证，乃小便反白，则心烦但欲寐，显然少阴纯阴之象。此条形容冬不藏精温病宛肖①。

病人脉阴阳俱紧，反汗出，亡阳也，此属少阴，法当咽痛而复吐利。

脉紧汗出，阴邪盛而无阳以卫之也。少阴为水脏，吐利者，亦邪盛而水无制也。此条形容温病更肖。

温经散邪二方：

麻黄附子细辛汤　麻黄附子甘草汤

温经一方：

附子汤　治口中和，背恶寒者。治身体痛，手足寒，骨节痛，脉沉者。附子温经散寒，人参补气扶阳，芍药收阴，苓、术制水燠土。

急温一方：

四逆汤　治寒邪深入于里者。膈上有寒饮，干呕者，阴邪

---

①　宛肖：极像。

入里，则阳微。上干，则微阳亦必飞越，故宜亟温，少迟则无及。

通阳三方：

白通汤 治阴寒下利。在经之阴邪盛，故用葱白为君，以通阳气，姜、附以散阴寒。

白通加猪胆汁汤 治下利脉微，及厥逆无脉，干呕烦者。服白通不应，乃阴盛拒格阳气于外，药不能达少阴，故加人尿①、猪胆为向导，则苦入心而通脉，寒补肝而和阴。服药后，脉微续者生，忌暴出。

通脉四逆汤 治下利清谷，里寒外热，手足厥冷，脉微欲绝，身反不恶寒，面赤，或腹满，或干呕，或利止脉不出者。即四逆汤加葱白，腹痛加芍药，呕加生姜，咽痛加桔梗，利止脉不出加人参。

温胃二方：

吴茱萸汤 治吐利厥逆，烦躁欲死者。以吴茱萸散寒下逆，人参、姜、枣助阳补土。

桃花汤 治二三日至四五日，腹痛，小便不利，下利不止，便脓血者。胃虚土寒，不能制水，则久利滑脱。故用干姜、粳米之辛甘以佐石脂。

温经镇水一方：

真武汤 治腹痛，小便不利，四肢沉重，疼痛下利，或咳或呕，或小便利者，皆阴邪盛而水泛之病也。

和阴一方：

黄连阿胶汤 治心烦不寐者。少阴本欲寐而反不寐，因热

---

① 尿：原为"屎"，据《伤寒论·辨少阴病脉证并治》改。

甚而里不和也。芩、连清热，鸡子黄、阿胶、芍药和血以生真阴也。

急下：

大承气汤 如二三日病始发，而即口燥咽干，此肾水枯涸竭之象，宜急下以救之。自利清水，色纯青者，此肾中热邪也。心下痛者，水气上逆，而口反干燥，则枯涸立至，亦当亟下。六七日腹胀不大便者，胃邪实，尤当亟下。

清解：

四逆散 治四肢微逆，或咳或悸，或小便不利，或腹中痛，或泄利下重者。微逆则热未深入，故用柴胡解之，枳实泄之，甘草和之，而最要在加芍药以收其阴也。咳加五味、生姜并止利，悸加桂枝，小便不利加茯苓，腹痛加附子，泄利下重加薤白。

分利：

猪苓散 治下利不止，咳而呕渴，心烦不得眠者。取其水谷分，则利自止，利止而呕渴心烦俱可愈矣，然不藏精而膀胱气化不行者又在所禁。

清咽四方：

甘草汤　桔梗汤　半夏汤 治风邪挟热痰。

苦酒汤 治咽中生疮，声不出者。

夏　热

夏至后，炎暑司令，相火用事。有发热身疼，不恶寒，但大热大渴者，为热病。仲景以白虎为主治。盖热病下发上、内发外，必经阳明。故无论三阳，总以石膏之辛凉乘势升散，知母之苦寒靖少阴伏邪之源，甘草、粳米维持中气，一了百当矣。

吴氏云：凡脉浮洪者，发于太阳也。洪而长者，阳明也。弦而数者，少阳也。脉病相应者易治，若小弱无力者难治，再以表药汗之，是促其命矣，亟以人参扶其元气。

凡热病之脉本洪大，若见浮紧，是又感夏时暴寒，则轻举见紧，略按则洪盛，以内伏并发也。治宜通解散，去麻黄、苍术，或加香豉、葱白，或先用连须葱白香豉汤减生姜，撒其外，后用白虎加人参汤。

通解散

麻黄去节　石膏　滑石　黄芩各二两　苍术制，四两　甘草两半

为散，每服五钱，水煎服。

葱白香豉汤

连须葱白七根　香豉一合　生姜一片

水煎，日三服，取微似汗，不汗加紫苏。

凡温病之发，因暴寒者居多，热病之发，兼暑暍为甚。若始病见谵语、面垢，遗尿，背微恶寒者，白虎加人参治之。

若本病兼衄，于白虎中加生地、丹皮，喘加瓜蒌根、厚朴、杏仁。

若恶热，烦渴，腹满，舌黄燥或黑干，五六日不大便，凉膈散或承气汤。

若兼暑湿者，或凉膈散合天水散。小便不利者，竹叶石膏汤倍石膏。

竹叶石膏汤

竹叶一把　石膏一两六钱　半夏二合　人参三钱　甘草一钱门冬三钱　粳米二合

水煎，日三服。

若兼风痰者，用双解散。煎一大碗，先饮半，作探吐法，引痰出外，再尽剂，微覆被令微汗。盖用凉药热饮发汗，百无一损也。

若误用辛温药，致发斑妄谵，喘满而昏乱者，宜黄连解毒汤加减。

屡下后，热势犹盛，不便再下，或诸湿内蕴，小便涩，大便溏，小腹痛者，欲作利也，宜黄连解毒汤。

发　斑

《伤寒论》无斑证。华佗云：热毒未入于胃而下之，则胃虚热入而烂。又，热已入胃，不以时下之，热不泄亦胃烂。其斑如鸡头大，微隐起，多在两胁及胸腹。凡有色点而无颗粒曰斑。小有颗，随出即没曰疹。更有蚊迹相似者，多见于手足。色红赤者易治，青黑紫者难治。其症有六：一曰伤寒，二曰时气，三曰温毒，四曰阳毒，五曰内伤寒，六曰阴症。或曰，疹属肺病，肺主皮毛，故头粒尖起，其症必兼鼻塞流涕，咳嗽身重为异。

伤寒发斑者，因当汗不汗，当下不下，热毒蕴于胃中，胃主肌肉而发也。其色鲜红起发，虽大不妨，但忌稠密成片、紫青黑者。斑出后，脉洪数有力，身温足暖者易治。若沉小足冷，元气弱者，多难治。其欲出未出时，宜与四味升麻汤先透其毒。脉弱者倍加人参，食少大便不实者倍加白术。已出后，则不宜再升发也，亦不宜发汗，恐斑斓更多；不宜早下，恐斑毒内陷。如脉洪数，热甚烦渴，人参化斑汤主之，或犀角玄参汤、大青四物之类。如毒甚心烦，错语伸吟，不得眠者，黄连解毒汤加玄参、升麻、大青、犀角之类。烦渴咳嗽者，解毒合化斑汤主之。若斑势稍退，内实不大便，谵语而仍潮热者，大柴胡汤加芒硝，或调胃承气下之。

时气发斑者，天行之疫气也，感之者增①寒壮热，身体拘急，或呕或嗽，或胸烦满，或躁热，起卧不宁，或头痛鼻干，呻吟不得眠，皆斑候也。先用纸撚照看，面部、胸、背、四肢有红点即是斑。易老云：大红点，发于皮肤上者为斑。小红靥，行于皮中不出起者为疹。疹轻而斑重也。有来势急者，发热一二日即出。缓者，三四日方出。色之吉凶，亦如前条。凡脉微弱，元气虚者，必先以三白汤倍加人参以助真气，次察斑欲出未透者，升麻葛根汤主之。如胃弱人虚者，以四君合用，名升君汤。斑不透者，《直指方》加紫草茸亦佳。初出有寒热头痛，骨节四肢疼痛诸表证，以《三因》加味羌活散主之，或加紫草亦可。若斑出稠密，或咽喉不利者，犀角消毒饮、玄参升麻汤之类。脉数大烦渴者，人参化斑汤。潮热不解者，小柴胡随症加减，或人参败毒皆可。呕逆者，必加陈皮、半夏、黄连之类。喘嗽者，必加二母、瓜蒌、黄芩、石膏之类。咽痛者，必加连翘、牛蒡子、玄参、升麻、甘、桔之属。毒胜者，必加犀角、大青、二黄、栀、柏、知母之类。如脉弱者，或先有房事，为夹阴症，须察明白，顾其真阴为要。

温毒发斑者，《活人》云：初春病人，发斑瘾疹如锦纹，或咳，心闷，但呕者是也。冬时触冒寒毒，至春始发，初病在表，或已汗、吐、下而表未罢，毒气未散，以此发斑，宜用黑膏主之。又有冬月温暖，人感乖戾之气，冬末即病，至春或被积寒所折，毒不得泄，至暄暖时温毒始发，则肌肉斑疹如锦而咳，

---

① 增：通"憎"。《墨子·非命下》毕沅云："增、憎字通。"

心闷，但呕有清汁，宜葛根橘皮汤。吴氏曰：此由怫郁之热，自内而发，为症非轻。凡玄参、升麻、犀角、大青、人参化斑，青黛一物汤皆可选用。

阳毒发斑者，其候狂言下利，咽痛面赤，斑出如锦纹者，以阳毒升麻汤、大青四物汤、人参化斑汤、栀子仁汤之类酌用。斑已透而谵语便闭，调胃承气下之。

内伤寒者，先因暑月伤暑，次食凉物，并卧凉处，内外皆寒，逼其暑火浮游于外而发斑也。海藏治完颜小将军寒热间作，有斑三五点，鼻中微血出，两手脉沉涩，皮肤无大热，此内伤寒也，与调中汤数服而愈。夹暑者，加香薷、扁豆。

阴证发斑者，亦出胸背手足，但稀少而淡红也。此必元气素虚，或因欲事内损，或服凉药太过，遂成阴症。伏寒于下，逼无根失守之火，聚于胸上独熏肺，发于皮肤而有斑点，如蚊虮咬痕，与调中温胃，加藿香①、炒白芍主之。寒甚脉微者，与大建中汤，则真阳自回，阴火自降，此宜治本，不宜治标也。凡治斑症，必细审阴阳虚实，方不误。

升麻葛根汤　治欲出未出之斑。若已出者，速宜化解，不可多用升提。以下十七方俱阳证

升麻三钱　葛根　白芍各二钱　炙草一钱

水二盅，煎服。

《直指方》治斑不透出者，加紫草茸一钱；脉弱，加人参二钱。胃虚食少，加白术二钱。腹痛，倍加白芍。

《三因》加味羌活汤　治斑疹初出，寒热，头痛身痛，腹中不利者。

---

① 藿香：即茴香。

羌活　独活　柴胡　前胡　枳壳　桔梗　人参　茯苓　川
芎　升麻　白芍　甘草

姜三片，煎法同。

斑未透者，加紫草茸一钱五分。脉虚者，倍加人参。胃弱食少者，加白术二钱。大便自利者，亦加白术，去枳壳。斑盛烦热，或咽痛，加薄荷、牛蒡子、连翘各一钱五钱。内热心烦口苦，加黄连、黄芩。舌燥烦渴，更加石膏二钱、知母一钱，咳嗽亦用之。有热痰在胸，烦闷者，加瓜蒌一钱五分。斑毒盛者，加玄参、犀角以消毒。

加味小柴胡汤　治发斑肌热，或潮热往来，口苦咽干，目眩耳聋，胁痛胸满心烦，或渴，或喘，或嗽者。

柴胡　人参　黄芩　半夏制　甘草　黄连　升麻　白芍
玄参　生姜三片大枣二枚

煎法同前。

若口燥渴，去半夏，加瓜蒌根。咽痛，加桔梗，倍甘草。呕者，仍去瓜蒌，加半夏、生姜，减甘草。斑毒盛，加犀角屑、牛蒡子。毒甚者，更加大青。胸中烦闷不利，加瓜蒌子。痰火上喘，加桔梗、知母、贝母、瓜蒌仁、桑皮。喘而热燥烦渴，脉数大者，更加石膏。胁痛胸满不利者，加枳壳、桔梗。心下痞硬，加枳实，倍黄连。

消毒犀角饮　治斑疹咽喉肿痛，或毒气壅盛者。

真犀角屑　牛蒡子瓦上炒，研　荆芥穗　防风　甘草　桔梗
连翘、薄荷皆可加，内热者，加黄芩、黄连。

解毒防风汤　治斑疹痒痛者。

防风　地骨皮　黄芪　赤芍　荆芥　枳壳　牛蒡子

一方　加当归、玄参。

犀角玄参汤 治斑毒，狂言心烦，或咽痛者。

犀角屑　升麻　射干　黄芩　人参　玄参　甘草

大青四物汤

大青一钱五分，如无，以真青黛代之　阿胶　甘草各一钱　淡豆豉一百粒

犀角大青汤 治大热斑盛，错语不得眠，或咽病者。

犀角屑　大青　玄参　甘草　升麻　黄连　黄芩　黄柏
山栀

当归丸 治发斑内实，大便不通者。

当归五钱　甘草　黄连　大黄各半钱

上将当归煎成浓膏，以三味为细末，和丸如梧子大，每服五十丸，白汤下，以利为度，如不利再服。

黑膏 治时气温毒，斑如锦纹者。

生地黄四两　淡豆豉半升

以猪脂一斤，同二味合煎，至浓汁，次入雄黄五分，麝香一分，搅匀，丸如弹子大，白汤化下一丸，未效再服。

葛根橘皮汤 治温毒发斑，因冬温未即病，至春被积寒所折，不得发，又得温气始发者，肌有斑斓如锦纹，而咳，心闷，但呕有清汁者，服此即止。

葛根　橘皮　杏仁去皮尖　知母　黄芩　麻黄去节　炙甘草
炙，各五钱

每服五钱，水煎服。

漏芦连翘汤，治热毒发斑，无汗，大便实者。

漏芦　连翘　黄芩　麻黄　白敛　升麻　甘草各一钱　枳实
二钱　大黄三钱

热甚者，加芒硝二钱。水二盅，煎至一盅，下硝，再煎一

二沸，去渣，温服，以利为度，不利再服。

黄连一物汤　治热病发豌豆疮者。

黄连一两

水二盅，煎至一盅，温服。

五物木香汤　治豌豆疮烦疼者。

青木香二钱　薰陆香　丁香　矾石各一钱　麝香半分

水煎，去渣，温服。毒甚，加犀角一钱。

孙兆山栀散　治热毒遍身斑疹，发疮如豌豆。

牡丹皮　山栀仁　黄芩　大黄　麻黄各二钱五分　木香五分

水煎服。

外以芒硝一味为细末，和猪胆汁涂疮上，勿动，待其自落，卧黄土末上良。若小便涩，有血者，内坏，疮皆黑靥，不出脓者死。

一方　用蜜浸升麻涂。

加减三黄石膏汤　治斑紫赤，脉洪数，烦渴者。

黄连　黄芩　黄柏　栀子　石膏　知母　升麻　赤芍　玄参　甘草

加粳米一撮，煎服。毒甚者，加大青、犀角。

有阴热亢极而生阴毒者，《金匮》云：阴毒病，面目青，身痛如被杖，五日可治，七日不可治，升麻鳖甲散去椒、雄黄主之。《活人》用本方加桂枝，名阴毒甘草汤。

有阴寒极盛而成阴毒者，脉沉细而疾，或尺短寸大，四肢厥冷，额上手背冷汗，反大热燥渴，五六日胸前发小红斑，虽盛夏宜附子理中汤。更或口鼻灰色，斑色尽黑，舌黑囊缩，急用葱饼熨脐，随用附子散。

附子散以下六方俱治内伤寒及阴症

附子炮，七钱　桂心　当归　白术各五钱半夏　干姜各二钱共为散，姜汤服三钱，覆取微汗，日三服。

阴毒甘草汤

炙甘草　桂枝　升麻　当归　蜀椒去闭口及目，炒出汗，各五钱
鳖甲酥炙，一两

水煎，先服一半，少顷，再进一服，覆取汗，毒从汗解。

通脉四逆汤见前

调中汤

苍术一钱五分　陈皮　砂仁　藿香　白芍炒　炙甘草　桔梗
半夏制　白芷　羌活　枳壳各一钱　川芎七分　麻黄　桂枝各五分
生姜三片

水煎，温服。

大建中汤

当归　白芍　白术　麦冬　黄芪　甘草　肉桂　肉苁蓉
人参　川芎　附子　半夏　熟地　茯苓　生姜　大枣

煎法同前。

人参三白汤

白术　白茯苓　白芍药　人参　生姜三片　大枣二枚

脉沉足冷，加附子。煎法同。

《准绳》云：曾治一人，伤寒六七日，过服凉药，遂遍身厥
冷，通身黑斑，六脉沉细，昏不知人，似尸厥，惟心头温暖，
乃伏火也。遂以人参三白汤，加熟附子半枚，干姜二片与服。
少顷斑色渐红，手足渐温而苏。

更有余热不清，伏火内作者，宜黄连解毒汤，并竹叶石
膏汤。

王仲弓云：此证以白虎汤为主治，虚者必加人参。

丹溪曰：内伤发斑者，胃气极虚。一身之火行于外，宜补

以降之，大建中汤最佳。夏月蚊迹类斑，误认而用斑药，杀人甚速。须看先红后黄者蚊迹多见于手足，先淡后红赤者斑，多见于胸腹。

虚人元气不足，用表药太过，逼虚火于外，其脉虚大自汗，倦怠懒言，亟进补中益气汤。

凡将出、已出，忌生冷物，恐冰凝必致内攻，亦不得沾谷气，见一些风。忌香臭、生人，与痘家同。甲子春，发斑疹者甚多，小儿尤家至户到。虽同是天行时气，然其中有阴阳、寒热、虚实不同，故有宜升托，宜清解，或下或补者，必熟玩卷中病情治法，随症用药，方悟八寸三分帽子，断不可用也。

疫

天行不正之气，多起于水旱饥荒之岁，偏寒偏燥，气候不和，感之者由一人一家，而比户传染。其脉大抵阳脉濡弱，正虚也。阴脉弦紧，邪实也。吴又可曰：疫病之邪，从口鼻而入，舍于伏脊之内，去表不远，附胃亦近，乃表里之分界，即《疟论》所谓横连膜原者也。其症始先恶寒，既而则发热。从外解者，或发热，或战汗自汗。从内陷者，胸膈痞闷，心下胀满，腹中痛，燥结便秘，或旁流，挟热下利，或呕吐恶心，谵语，舌黄及黑苔芒刺等证。总宜达原饮以透膜原之邪。若见各经者，加入引药。

达原饮

槟榔二钱　厚朴　知母　白芍药　黄芩各一钱　草果五分甘草五分

水煎服。

感重者，舌上苔如粉渍，药后反从内陷，舌变黄色，大渴烦躁，此邪入胃也，前方加大黄下之。

脉长洪而数，大汗多，此邪气适离膜原，欲表未表，白虎汤主之。

舌上黄黑色，兼见里证，此邪已入胃，亟用承气汤主之。

疫症与伤寒①异，伤寒必待结定而后攻，疫症止在驱热以为急。但见舌黄、心腹胀满，便宜选用承气，乘其气血未乱，津液未枯投之，不致掣肘也。若待烦躁，舌上黑刺，鼻如煤，为最重之候，即用大承气，一下再下，恐缓不及事。

疫发半表半里，其传变不一，有由表入里，有里复传表者。设下后脉浮微数，身微热，神思不爽，此里已无滞，热邪浮于肌表，宜仍用白虎汤，使余热清散，可蒸蒸汗解。若下后脉空而数，按之豁然如无，宜白虎加人参汤，覆被即汗解。

下后，脉症俱平，大便十数日不行，时时作呕，此为下膈之症。盖下不能通者，势必反于上，宜调胃承气汤热服，下宿垢，呕吐立止，慎不可补也。

又有下后脉症俱平，腹中有块，按之痛，升降不利，常作蛙声。此邪气尽而宿垢未除也。攻之徒伤元气，须啜粥数日，胃气渐复，津液润下，结块方消。更有气促之病，过月余，其块自消，此又无形之结也，不可不知。

应下不下，口燥舌干而渴，身反减热，四肢时厥，欲得被近火，此阳气伏也。下之而厥回，脉大而数，舌上生津，不思水饮，此里邪去而郁阳暴伸也。宜柴胡清燥汤，去花粉、知母，加葛根，随其性而升举之。

---

① 伤：原脱，据文义补。

柴胡清燥汤

白芍　当归　生地　陈皮　甘草　灯心　花粉　知母
柴胡

水煎服。

疫邪传里，郁热下焦，无从输泄，其传为瘅，身目发黄，宜服茵陈蒿汤。如不效，乃胃家移热，必以大黄为专功矣。

茵陈蒿汤

茵陈二钱　山栀一钱　大黄五钱　姜三片

水煎服。

邪在胸膈，满闷喜呕，腹不满，欲吐不吐，欲饮不饮，此邪与痰饮结滞也，宜瓜蒂散吐之。

胡瓜蒂　赤小豆各一钱　生栀仁二钱

无瓜蒂，用淡豆豉二钱代。水煎，缓缓作二服。

疫邪留血分，里气壅闭，下后有斑出，则邪从外解。如元气不振，斑渐出不解，内陷必危，宜托里举斑汤。如脉微，反见循衣撮空，此必斑毒隐伏，本方加人参三钱，得补发出者可愈。

举斑汤

白芍　当归各一钱　升麻　柴胡　白芷各七分　穿山甲炙，二钱

水煎服。

疫病日久失下，自利纯臭水，昼夜十数行，口燥唇干舌裂，此热结旁流也，亟以大承气去其宿垢，自止。

胃移热于下焦气分，小便不利，热结膀胱也。若移热于下焦血分，膀胱蓄血也。其症昼日稍减，夜发热、谵语者是，桃仁承气下之，犀角地黄调之。

桃仁承气汤

桃仁十八粒　甘草　芒硝　桂枝各二钱　大黄酒浸,四钱

水煎服。

犀角地黄汤

地黄一两　赤芍　丹皮　犀角镑,各二钱

水煎服。

下后有始终能食者,此邪不入于胃,切勿绝其饮食,但少少与之耳。

下后调理,清燥养荣汤。

知母　花粉　当归　白芍　生地　陈皮　甘草　灯心

水煎服。

表有余热,柴胡养荣汤。

柴胡　黄芩　甘草　陈皮　当归　芍药　厚朴　生地　大黄　枳实　生姜

水煎服。

如有痰饮,胸膈不清者,瓜贝养荣汤。

花粉　贝母　瓜蒌仁　苏子　橘红　白芍　当归　知母　生姜

水煎服。

疫痢相兼之症最重。盖疫邪入胃,必须下解,若大肠失职,不能传送,如何可解,宜槟榔顺气汤。

槟榔顺气汤

大黄　厚朴　枳实　槟榔　白芍药　生姜

水煎服。

妇人疫病,与男子无异,惟经来与产后,邪不入胃,必入血海。胸膈无邪,勿以胃实攻之,宜小柴胡加生地、丹皮、赤

芍。如新产血虚，与素病崩漏者，柴胡养荣汤，甚加生姜以温中，人参以扶正。

疫病当分天时、寒暑、湿燥，因时制宜。如久旱而热疫，忌用燥剂。久雨而寒疫，脾土受湿，忌用润药。

人有虚实，感邪即有深浅。如荒岁饥饱不时，已属内伤，又感疫邪，症属不足，不宜大汗大下。先宜人参败毒散发表，次用人参柴胡汤和解，更以补中益气收功。噫！既逢俭岁，人参又价值甚昂，焉得而服此，亦聊存其说耳。

丹溪曰：大头天行，乃湿热在高颠之上，用羌活、酒芩、酒大黄，随病加减，切不可用峻药。

东垣曰：阳明邪热，实少阳相火为之也。湿热为肿，木盛为痛。此邪见于头，多在两耳前后。治法不可药速过其病，恐上热未除，中寒复生，必伤人命，宜用缓药徐徐少与。

二黄汤　治大头病。

黄芩　黄连　生甘草

上细切，每服三钱，水煎，徐徐呷之。如未退，用鼠粘子三钱，水煎，入芒硝等分。亦时时少与，不可骤用饮食。本方加引经药，如太阳加荆芥、羌活、防风。阳明加升麻、葛根。渴加石膏、芍药。少阳渴加瓜蒌根。有下症者，大柴胡下之。

捻头瘟者，喉痹失音，颈大，腹胀如虾蟆，故又名虾蟆瘟，宜荆防败毒散。

荆芥　防风　羌活　独活　前胡　柴胡　人参　甘草^{人中黄}

^{更妙}　枳壳　桔梗　茯苓　川芎　牛蒡子　薄荷

诸药各一钱，惟防风五分。水煎服，加金汁一杯，更效。

瓜瓢瘟者，胸高胁起，呕血如汁者是也，宜生犀散。

犀角^{镑，二钱}　苍术^{米泔浸，麻油炒}　川黄连^{各一钱}黄土^{五钱}　芩

茶一大撮　金汁半盏

水煎，去渣，和金汁，日三夜二服。

虚加盐水炒人参。大便结，加大黄。渴加瓜蒌。表热，去苍术、黄土，加桂枝、川连。便脓血，去苍术，倍黄土，加黄柏。便滑，以人中黄代金汁。

杨梅瘟者，遍身紫块，忽然发出霉疮者是也。清热解毒汤，下人中黄丸，并以磁锋用箸劈开夹好，再用箸击而刺块出血。

人中黄丸

人中黄二两，如无，以坑垢代之　大黄三两，尿浸　苍术麻油炒
桔梗　滑石各二两　人参　川连酒洗　防风各五钱　香附一两五钱，
姜汁拌炒

共末，神曲为丸。气虚，四君子汤送下。血虚，四物汤下。痰甚，二陈汤下。热甚，童便送。每服三钱，日二三服，通用清热解毒汤送。

清热解毒汤

川连　黄芩　白芍俱酒洗　生地　人参各三钱　石膏一两　羌活　知母各二钱　甘草一钱五分　升麻　葛根各一钱　生姜二片

水一斗，煮五升，服一升，日三夜二服。

疙瘩瘟者，发块如瘤，遍身流走，旦发夕死者是也。三棱针刺委中三分，出血，亟服人中黄散。

人中黄一两　辰砂　雄黄透明者，各一钱五分

共研极细末，薄荷、桔梗汤下二钱，日三夜二服。

绞肠瘟者，肠鸣干呕，水泄不通者是也。探吐之，宜双解散。方载春温卷

软脚瘟者，便清泄白，足肿难移者是也，即湿瘟，宜苍术白虎汤即白虎汤加苍术二两。方载热病卷

丹溪曰：众人病一般者，天行时疫也。治有三：宜补、宜散、宜降。用大黄、黄连、黄芩、人参、防风、滑石、紫草、人中黄、神曲，和丸，每服六七十丸。气虚，四君子汤下。血虚，四物汤下。痰多，二陈汤下。热甚，加童便。

普济消毒饮 泰和二年四月，疫。初憎寒壮热，体重，次传头，面肿，目不能开，舌干口燥，喉痛而喘，诸药罔效。东垣曰：身半以上天之气，邪客心肺之间，攻头面而肿，须汤丸并进。服者辄效，时人皆称仙方，遂勒①诸石。

黄芩一两五钱，酒浸，炒　黄连同上　人参三钱　陈皮去白，二钱　甘草二钱　连翘一钱　元参二钱　姜蚕七分炒　升麻七分　柴胡五分　桔梗三钱　板蓝根一钱　鼠粘子一钱　马屁勃一钱

共为末，每服五钱，水煎，徐徐热服。如大便硬，加酒蒸大黄一二钱。肿热盛者，刺之。

刺法：先用麻油涂肿处，以磁锋刺之，血出毒去，以神功散敷之。

一方　治两腮红肿。

将赤小豆末敷之，立效。

一方　治痄腮。

以青靛花涂，亦愈。

疫邪自外而入，唯内虚之人感之必深。凡用祛邪之药，或汗或下，必先顾元气，则温散、温补，反治、从治诸良法，何可不知？

火劫篇

火劫者，烧针也。闻昔时北人，有烧红热地，卧病人而罨

---

① 勒：雕刻。

汗出。有其言，未见其事。曾有以辛香通窍之药，加乳、没、硫黄，卷青布如竹管，点火熨病，名雷公针。一时取快，实则烁耗津血，得无此亦火劫类耶？闽人有痛处，辄以小瓦罐，置星火于内，着皮肤经宿不脱，明日取去，有红晕，谓可搜风去湿，比屋皆然。此法较烧针稍轻，我乡亦有用此者，即刮痧、摩惊之类也。

太阳病中风，以火劫发汗，邪风被火热，血气流溢，失其常度。两阳相熏约，其身发黄。阳盛则欲衄，阴虚则小便难。阴阳俱虚竭，身体则枯燥，但头汗出，剂颈则还，腹满而喘，口干咽烂，或不大便，久则谵语，甚者至哕，手足躁扰，捻衣摸床。小便利者，其人可治。

风为阳邪，又迫于火热，则阳炽而阴血错乱。发于身则黄，逆于上则衄，煎熬其阴，则小便难，由是而身体枯燥，血气不荣也。腹满而喘者，经曰：诸腹胀大，皆属于热。喘为热气内郁也。口干咽烂，经曰：火热上熏也。胃燥津耗，则不大便而谵语，甚至上逆而哕，手足躁扰而循衣摸床，此皆火助阳邪所致，故头汗剂颈而还，正为阳邪盛，非阳虚欲脱者比。若用回阳之法，势必愈劫其阴，故曰小便利者可治，以阴精犹未竭绝也。

太阳病二日，反躁，反①熨其背，而大汗出，火②热入胃，胃中水竭，烦躁，必谵语，十余日，振栗、自下利者，此为欲解也。故其汗，从腰以下不得汗，欲小便不得，反呕，欲失③

---

① 反：《伤寒论·辨太阳病脉证并治中》作"凡"。
② 火：《伤寒论·辨太阳病脉证并治中》作"大"。
③ 失：原作"先"，据《伤寒论·辨太阳病脉证并治中》改。

溲，足下恶风，大便硬，小便当数而反不数及不①多，大便已，头卓然而痛，其人足心必热，谷气下流故也。

才二日病，而即反躁，其阳邪重可知。不用药而用火熨，背为阳位，火以济火，故大汗而水竭，火入胃而烦躁，则谵语也。胃热谵语者，宜亟下以存津液，不下而延至十余日，振栗者，热极似寒。自下者，火热下走，皆为欲解之兆。故其汗但腰以下不得者，非剂颈而还者比也。然欲解而不遽解，则欲小便而不得下行，乃上逆而呕。欲失溲者，若时时不能忍，足下恶风者，邪退而正衰。大便硬者，必按之而实。小便当数不数，若火熄而气化将行，此不遽解而仍是欲解也。是以不久大便而头痛为阳气虚微，足热为正气渐复，因谷气下流之故，然此必强壮之人，故能历此种种危候。

太阳病，以火熏之，不得汗，其人必躁，到经②不解，必清血，名为火邪。到即倒也。

火不得汗而反动血，戒人不可熏也，名为火邪。言宜治火，不必治血。

微数之脉，慎不可灸，因火为邪，则为烦逆，追虚③逐实，血散脉中，火气虽微，内攻有力，焦骨伤筋，血难复也。

脉微者，必阴虚血少之人，更以火烁之，则骨与筋皆不得血养，故戒之。

烧针令其汗，针处被寒，核起而赤者，必发奔豚。气从少腹上冲心者，灸其核者各一壮，与桂枝加桂汤。

针性寒，不烧而竟针，则针穴被寒，红肿而赤也。发奔豚

---

① 不：原缺，据《伤寒论·辨太阳病脉证并治中》补。
② 经：原缺，据《伤寒论·辨太阳病脉证并治中》补。
③ 虚：原作"寒"，据《伤寒论·辨太阳病脉证并治中》改。

者，方中行云：其人素有肾积，因针处寒得入之，则气从少腹上冲也。桂枝加桂，所以伐肾邪也。

桂枝加桂汤

桂枝　芍药　生姜各三两　炙草　肉桂各二两　大枣十二枚

水七升，微火煮取三升，去渣，适寒温，服一升。

形作伤寒，其脉不弦紧而弱。弱者必渴，被火者，必谵语。弱者发热、脉浮，解之，当汗而愈。

形作伤寒，必恶寒似伤寒，而实内伤，故脉不弦紧而弱，则津液少而渴也。又以火乱其神明，令谵语而寒者变热，弱者变浮，皆火之为害，升阳散火以解之。

太阳伤寒加温针，必惊也。

心主血而藏神，血犹水也，神犹鱼也。火伤营血而心火灼，如水热汤沸，鱼有不惊跳者乎？

脉浮宜以汗解，用火灸之，邪无从出，因火而盛，病从腰以下必重而痹，名火逆也。

火邪上逆，腰以下皆阴气凝结，故重而痹。

脉浮热甚，反灸之，此为实。实以虚治，因热而动，必咽燥吐血。

灸以治虚寒，热甚者为实，而反灸之，故曰以虚治。咽燥吐血，邪动而热上逼也。

伤寒脉浮，医以火逼劫之，亡阳，必惊狂起卧不安者，桂枝去芍药加蜀漆龙骨牡蛎救急汤主之。

火劫而惊狂不安，必用汤药以救阳。桂枝去芍，以阴药非亡阳所宜也。蜀漆纯阳，辛以散之，龙骨、牡蛎，涩以固之也。

救急汤蜀漆常山苗也

蜀漆三两，洗去腥　牡蛎五两，煅　白龙骨四两，煅，水飞　炙

甘草二两　桂枝　生姜各三两

上为末，水一斗二升，先煮蜀漆，减二升，内诸药，煮取三升，温服一升。

火逆下之，因烧针烦躁者，桂枝甘草龙骨牡蛎汤主之。

此症较前条亡阳者稍轻，然烦则阳邪未尽，躁则阴邪不宁，故全用桂枝汤，减去蜀漆，余则同。

桂枝甘草龙骨牡蛎汤

桂枝一两　炙草　龙骨煅，研，水飞　牡蛎煅，各二两

水五升，煮取二升半，去渣，温服八合，日三服。

营气微者，加烧针，则血流不行，更发热而烦躁也。

营气微者，且不可发汗，况烧针乎？《活人》云：大抵阴气少，阳气胜，则热而烦。火劫阴血，则热者愈热，烦者更躁也。

狐　惑

《活人》云：狐惑伤寒，与湿䘌皆虫症。初得状如伤寒，或因伤寒变成此症。大抵伤寒腹内热而食少，肠胃空虚，三虫行作求食，蚀人五脏及下部，为䘌虫病。其候齿无色，舌上尽白，甚者唇黑有疮，四肢沉重，忽忽喜眠。虫蚀其肛，烂见五脏则死。当数看其上下唇，上唇有疮，虫蚀其脏。下唇有疮，虫蚀其肛。杀人甚急，多因下痢而得。治䘌桃仁汤、黄连犀角汤、雄黄锐散主之。

《准绳》云：虫蚀喉咽为惑，蚀阴肛为狐。不欲食，恶闻食臭，其面目乍赤、乍黑、乍白，蚀上部则声哑，甘草泻心汤主之。方见痞门。蚀下部则咽干，苦参汤洗之。

一方　治蚀肛。

将雄黄一味为末，取二瓦合之，烧向肛，熏之。

又云：病者脉数无热，微烦，默默但欲卧，汗出，初得之三四日，目赤如鸠眼，七八日目四眦黑。若能食者，脓已成也，赤豆当归散主之。

又云：一妇人，狐惑声哑，多眠，目不闭，恶闻食臭，不省人事，半月后又手足拘强，脉数而微细。先与竹沥姜汁一盏，忽胸中有汗，腹鸣，即目闭不省人事，遂与参、术、归、陈，入竹沥、姜汁，饮之，五六服而愈。

治䘌桃仁汤

土艾　桃仁去皮尖，炒　槐子研，各一两　大枣十五枚

水煎服。

黄连犀角汤　治伤寒及诸病后，有䘌出下部者。

黄连五钱　犀角一两　乌梅七个　没药二钱五分

水煎服。

雄黄丸　治毒气上攻，咽干声哑，下蚀湿䘌，或便脓血。

雄黄　当归炒，各七钱五分　芦荟二钱五分　槟榔五钱　麝香一钱

共为末，面糊丸，如桐子，每服十五丸，日三服。

雄黄锐　治下部䘌疮。

雄黄　苦参　青葙子　黄连各五钱　桃仁二钱五分

共末，以生艾捣汁为丸，如枣核大，绵包，纳下部。

校注后记

邵成平，字庸济，华亭（今上海市松江）人。根据《伤寒正医论》自序落款"乾隆甲子孟夏七十二翁邵成平庸济甫书于三当轩"，乾隆甲子年为 1744 年，邵成平此时 72 岁，可推算出其生年为 1673 年，即康熙十二年。《中医人名词典》载其生卒年为 1673—1750?，其确切卒年还有待进一步考证。

据《中国中医古籍总目》记载，邵氏著作有以下三种：《伤寒正医录》（十卷），成书于乾隆九年（1744），现国内仅存乾隆九年三当轩刻本，分别藏于中国中医科学院图书馆、上海中医药大学图书馆、宁波市图书馆。经实地调研，只有中国中医科学院图书馆所藏该书内容完整，另外两处藏本均为残卷。《杂证正医录》（六卷），也成书于乾隆九年（1744），现国内仅存乾隆九年三当轩刻本，仅藏于宁波市图书馆。经实地调研，该藏本为残卷。《幼科痘疹正医录》（又名《幼科正医录》），成书于乾隆三十一年（1766），现国内仅存乾隆三十一年刻本，藏于辽宁中医药大学图书馆。

《伤寒正医录》内容十分丰富，不限于对《伤寒论》内容的阐释，具有较高的学术价值。例如，在卷一脉总篇论及脉法时，邵氏十分强调脉诊在四诊中的地位，对常见的十六种脉象逐一进行论述，详细辨析其临床意义。如在论述弦脉所主病证时指出："为阳中伏阴，为气血不和，为气逆，为邪胜，为肝强，为脾弱，为寒热，为痰饮，为宿食，为积聚，为胀满，为虚劳，为疼痛，为拘急，为疟痢，为疝痹，为胸胁痛。"认为弦脉的基本病机为肾水不能滋润，木燥而克脾土，这种认识颇具深意。同时，对于兼见脉象的分析也很具体，如"浮而无力为血虚，沉而无力为气虚，数而无力为阴虚，迟而无力为阳虚，洪大无神者亦阴虚也，细小无神者亦阳虚也"。

关于伤寒"传足不传手"的争论由来已久。邵氏在本书中对此也发表了自己的观点，指出："冬令正当足太阳少阴主事，连类及春令之少阳厥阴，阳明太阴寄旺于四季，故但言足而不言手。"但同时认为，手足六经，一脉愆和，百脉受病。如治疗心火上炎、胸满喘咳，用栀子豉汤、泻白散等，即侧重于从手太阴肺经论治。

书中还对一些错误的认识予以纠正。例如，当时有"饿不死伤寒"之说，邵氏对此痛加批判，指出："论中桂枝汤后啜粥糜，十枣汤后糜粥自养各条，分能食、不能食甚多，何曾有绝粒之说，何曾立消食之方。今人自发热以来即断其饮食，一见胸膈胀满，遂为宿食未消，恣用山楂、麦芽削伐，不知此乃邪气内结，非关食也。即下有燥屎，虽议攻下，亦宜稍与浆汁，以存胃气，特不宜有形之物耳。世俗传误，饿死者多，言之可痛。"又如，有感于世医对医理认识的浅薄，对经方的生疏，在四逆汤条文下指出："何今人一遇漏底伤寒，便茫然无措？黠者不过以葛根、豆豉提出表邪，声声嘱小心、小心！以示无可挽回之意。从未闻有用此方，并未闻齿及此方者。盲人骑瞎马，如何夜半临深池？"

总书目

I

本　草

方　书

卫生编

袖珍方

仁术便览

古方汇精

圣济总录

众妙仙方

李氏医鉴

医方丛话

医方约说

医方便览

乾坤生意

悬袖便方

救急易方

程氏释方

集古良方

摄生总论

辨症良方

活人心法（朱权）

卫生家宝方

寿世简便集

医方大成论

医方考绳愆

鸡峰普济方

饲鹤亭集方

临症经验方

思济堂方书

济世碎金方

揣摩有得集

亟斋急应奇方

乾坤生意秘韫

简易普济良方

内外验方秘传

名方类证医书大全

新编南北经验医方大成

临证综合

医级

医悟

丹台玉案

玉机辨症

古今医诗

本草权度

弄丸心法

医林绳墨

医学碎金

医学粹精

医宗备要

医宗宝镜

医宗撮精

医经小学

医垒元戎

医家四要

证治要义

松厓医径

扁鹊心书

素仙简要

慎斋遗书

折肱漫录

丹溪心法附余

叶氏女科证治

妇科秘兰全书

宋氏女科撮要

茅氏女科秘方

节斋公胎产医案

秘传内府经验女科

儿　科

婴儿论

幼科折衷

幼科指归

全幼心鉴

保婴全方

保婴撮要

活幼口议

活幼心书

小儿病源方论

幼科医学指南

痘疹活幼心法

新刻幼科百效全书

补要袖珍小儿方论

儿科推拿摘要辨症指南

外　科

大河外科

外科真诠

枕藏外科

外科明隐集

外科集验方

外证医案汇编

外科百效全书

外科活人定本

外科秘授著要

疮疡经验全书

外科心法真验指掌

片石居疡科治法辑要

伤　科

伤科方书

接骨全书

跌打大全

全身骨图考正

眼　科

目经大成

目科捷径

眼科启明

眼科要旨

眼科阐微

眼科集成

眼科纂要

银海指南

明目神验方

银海精微补

医理折衷目科

证治准绳眼科

鸿飞集论眼科

眼科开光易简秘本

眼科正宗原机启微